鍛《きた》えていないと稼《かせ》げません

身体づくりで生産性をあげよう

パフォーマンスアップトレーナー
角谷リョウ 著

WAVE出版

はじめに

「見た目」ではなく「生産性」が高い身体を目指そう

最近はテレビCMでも毎日のように「見た目を変える」ジムが宣伝されていて、ターゲットは女性だけでなく、今は男性を劇的に変えるダイエットビジネスが増えています。また、欧米に比べて日本はトレーニング後進国と呼ばれていたにもかかわらず、「ベストボディ」という健康的な身体やかっこよさを競う世界的なイベントではいちばん出場者数が多く盛り上がっています。

有酸素トレーニングであるマラソンは、2018年東京マラソン参加者が3万5500人の応募定員に対して、倍率12倍以上という驚くべき過熱ぶりです。

欧米に遅れること10年、日本はようやく今「見た目」のいい身体づくりが花開いてきたように思います。

しかし、すでに欧米では次のステージに進んでいて、どんな身体づくりが注目されているかというと、ヨガを始めとしたストレス低減エクササイズや「リ・ジェネレーション」と呼ばれる身体再生トレーニングが人気となっています。

少し前から日本でも、エグゼクティブたちはパーソナルトレーナーをつけ、会社に付設されたジムで汗を流すことなどがトレンドになりました。

最近ではライフスタイルの最適化を指導できる私のようなパーソナルコーチをつけたり、仕事の生産性を上げる瞑想や睡眠指導をおこなう研修が採用されるようになりました。

ストレス社会のなかでは創造性や質の高い仕事をするには、これまでのような見た目重視のトレーニングでは対応しきれないことに気づきはじめたからです。

つまり稼ぐために鍛えはじめたのです。

彼らは見た目という「花」を捨て、生産性という「実」を取りに行動しているのです。

もちろん私は見た目やマラソンなどの達成感を否定するつもりなく、もうそんな目的に興味を持てない人や純粋に生産性を上げたい人の一助となる活動を目的としています。

6年間でのべ1000人以上の生産性を上げてきた私の実績をもとに、ひとりでも多くの人に、生産性の高い、本当に鍛えられた身体がつくれるようなアドバイスを本書でお伝えしたいと思います。

パフォーマンスアップトレーナーという新しい職業

私は神戸市役所に勤務し、建設室で設計の仕事をしていましたが、今流行りの短期間ダイエットのトレーナーとして２００５年に起業しました。

大阪・神戸に４店舗を経営するまで評判を呼び、毎日忙しくしていましたが、短期間ダイエットはあまりにリバウンドする人が多かったために、そこに「習慣化ノウハウ」を取り入れ、元の身体には戻らない新しい指導方法を作り上げました。

おかげさまで多くの人がリバウンドが起こらないようになり、そのノウハウを『エグゼクティブを見せられる体にするトレーナーは密室で何を教えているのか』（ダイヤモンド社刊）で紹介したことで、多くの反響を得ることができました。

今でもリバウンドをしない、見た目もよい身体づくりというのは、価値があるものだと思っていますが、このノウハウがある程度確立してきた時点で、私は究極の身体づくりはこれではないと考えるようになりました。

私は独立してからこれまで「自分自身が生涯かけて探求したい身体は何だろう」と常に考えていましたが、あるとき「自分の人生でやりたいことをよい状態で高齢になってもできる身体」の視点が欠けていることに気がつきました。

私にとって人生でもっともやりたいことは、価値ある仕事です。

みなさんが私の指導によって生産性を上げる身体を手に入れ、収入を何倍にもして、新しい事業に成功してもらえればと思うのです。

忙しくて運動が嫌いでも生産性の高い身体はつくることができる

私のクライアントのほとんどは仕事が忙しく、また運動が嫌いで体力がない方々ばかりですが、世の中には運動がもともと好きで、さらに健康的なことが日々の生活で当たり前にできる人はたくさんいます。

しかし残念ながら、もっとも生産性を必要とされている人たちが、忙しさのあまり本来のパフォーマンスを発揮できないことが多く見受けられます。

もちろん、少し時間に余裕ができた時期などに身体づくりを始める人は少なくないのですが、再び忙しくなると運動のない生活に戻ってしまいます。

そんな人にこそ、「習慣化＝ルーティン化」ノウハウをフル活用し、忙しくても着実に稼げる身体に進化していただきたいと思います。

実際の指導現場では、大切なルーティン化が挫折してしまう手前で思いだしてもらえるようなしくみや、短期間で自然に取り組めるしくみなど、実践のノウハウをあますところなくお伝えしたいと思います。

２０１８年１月

角谷リョウ

鍛えていないと稼げません／もくじ

はじめに

プロローグ

稼げる身体づくりを始める前に

第1章 ルーティン力を鍛える

第2章 リセット力を鍛える

第3章

生産性の高い身体をつくる食事ルーティン

第4章

生産性の高い身体をつくる睡眠ルーティン

第5章

生産性の高い身体をつくる運動ルーティン

装丁……加藤愛子（オフィスキントン）
編集協力……サトウ未来
則竹知子
本文DTP…NOAH
校正……小倉優子

プロローグ

稼げる身体づくり

を始める前に

忙しいのにトレーニングをすると生産性が下がる⁉

大変お忙しいみなさん。

今の仕事だけでも大変なうえ、さらに別の案件や趣味、会社内外のつきあい、そしてSNSなどでのコミュニケーションなど寝る間も惜しんでさまざまな活動をされているかと思います。

なんと、そんな働きぶりを世界から見ると日本はもっとも睡眠時間が短い国になっているそうです。

やることが多すぎて、身体をつくるどころか、回復する余裕もないのが現状でしょう。

しかし、これからは「健康経営」「生産性」の時代と呼ばれています。

今のままではさまざまな案件に太刀打ちできず、対応が困難になってきているのではないでしょうか？

そうはいっても、忙しくて運動が嫌いな人は、トレーニングを始めさえすれば、なんとかなると思っていませんか？

私は、運動に取り組んだけれど思うような結果が出せず、トレーニングをやめてしまう現実を数多く見てきました。

全社員をサポートする研修で、最初に、今までの身体づくりの経験や過去の失敗体験などをヒアリングすると必ずトレーニングの挫折経験が出てきます。挫折した理由でもっとも多くあげられたのは、「トレーニングをしてみたら前より仕事の生産性が落ちた」というものでした。

ほかには、

- トレーニングで疲れがたまった
- 朝が起きにくくなった
- 日中眠くなった
- 身体の見た目が変わらない
- 身体を痛めた（おもに腰や膝）

などがあげられます。

せっかく時間をつくってつらい思いで挑んだのに、生産性が上がるどころか下がってしまったり、身体の状態が悪くなってしまったりする人が多くいます。

私は筋トレやジョギングなど見た目に効果が出るトレーニングを否定しているわけではありません。

それらが確実に身体の機能と生産性を上げることは間違いありません。

トレーニングに取りかかる前の身体の状態を少しだけ考慮する必要があるということなのです。

トレーニングの目的は、今までの身体を破壊し、新しい身体に再生することです。

忙しくて毎日の疲れすらとれていない人が、どうにか時間をつくってトレーニングをしたとしたらどうなるでしょう？

答えはいうまでもなく、

「さらなる不調がやってくる」

で、忙しいうえ、運動が得意ではない人がいきなりトレーニングをおこなうと、生産性が上がるどころか下がる可能性が高いことをぜひ理解しておいてください。

しかし、少しの工夫やステップを知っておけば違う結果になるのです。

本書では、忙しく、普段運動をしていない人が確実に身体を鍛えて生産性を上げるお手伝いをしていきます。

マッチョな身体＝生産性が高いわけではない

筋肉ムキムキのマッチョな身体は、映画や雑誌に出てくるときには「できる男」のモデルとして登場するので、生産性が高く稼げる体型と誤解している人が多いように思えます。

できる男の代表「007」のジェームズ・ボンドのなかでも特に6代目のダニエル・グレイグはとてもマッチョなので、よりそう思われるのもしかたないかもしれません。

実際に、時代を代表する生産性が高いと言われる人たちは、決してマッチョではありません。

もともと筋肉質ではない一般の人がそこまでになるには相当なトレーニングや睡眠などが必要になります。

また、マッチョな身体、すなわちムキムキの筋肉を維持するためには大量のたんぱく質が必要です。

過剰なたんぱく質は内臓に負担をかけるうえ、動物性たんぱく質は腸内の悪玉菌のエサとなり、さまざまな毒素を発生させ、身体に悪いサイクルとなります。

マッチョの代表としてプロレスラーやお相撲さんがあげられますが、悲しいことに多くのみなさんはとても短命です。

ここ20年間で死亡した幕内力士の平均寿命は63歳という驚くべきデータもあるくらいで、もともと身体も大きく内臓も強いであろう人たちでもマッチョな身体を維持するのは大変なのです。

ましてや一般の人がマッチョな身体をつくり、維持することはとても大変で、たやすくできるものではないと想像できるはず、もともとの体型から、日本人の多くはマッチョを目指すと生産性が下がると私は考えています。

自分の身体の調子を意識する

なぜ見た目や体重を基準にする身体づくりが今まで人気かというと、見た目や数値はわかりやすいからです。

生産性の高さを目指す身体づくりでは、ホルモンや血糖値など、生産性の指標となる数値はないわけではありませんが、簡単に計測できるものではありませんし、計測時間での差が大きいことから現時点で数値化は難しいといえるでしょう。

将来的には身体の生産性を数値化できる時代が来るかもしれませんが、今のところは自分の感覚を頼りにするしかありません。

自分の身体のなかにエネルギータンクをイメージしてみてください。

朝起きたときエネルギーがどれだけたまっているか、どういった行動で減っていくのか、どういった行動で回復するのかなど、少しずつ自分の感覚でわかってくると生産性の高い身体に変わっていきます。

時間にとてもこだわっている人は多くいますが、エネルギーにこだわっている人はほとんどいません。

時間は有限です。

有効活用にも限界があります。

しかしエネルギータンクの量は食事や睡眠で回復したり、補給したりすることができるので、実際に身体を動かすトレーニングではエネルギーは増やせますし、減りにくくすることもできます。

同じ食事でも少しの工夫でエネルギーの消費を下げたり、大きく回復させ、エネルギーを長く使えるようにできることが理解できます。

睡眠が今より短い時間であっても、脳や身体のエネルギーを回復させることは可能です。

常にエネルギーを意識し、実際には指導していきますので、最初はそれができるのか不安を持っていますが、みなさん、すぐに対応していきます。

「今日は朝が元気だ」「今日は夕方に疲れている」「休日に平日の疲れが残って起きられな

い」など、今まで普通に感じていたことを、さらに具体的に意識することはそれほど難しいことではないからです。

むしろ一度身体の調子を明確に意識すると、習慣を少しずつ変えるだけでみるみる自分のエネルギータンクが大きく高性能になっていくことがわかり、鍛えることが楽しくなっていくはずです。

秋元康さんや村上春樹さんが仕事ができる理由

ぽっちゃりであっても生産性が高い仕事をしている人はたくさんいます。

その代表に個人的に大ファンの秋元康さんがいます。

若かりしころ、「おニャン子クラブ」で僕らを元気づけてくれ、今でもいろいろなジャンルで世の中をワクワクさせています。

そんな秋元康さんは、ほんのちょっぴり「ぽっちゃり」な体型です。

けれども彼は身体づくりにはこだわっていて、トレーニングやケアをたくさんおこなっているようです。

雑誌などで公言しているのを読むと、つまりあの体型はねらって作っていると思われるのです。

秋元康さんのような自由な精神が必要な仕事には、身体にも「自由」が必要です。なぜなら体脂肪はメンタルや自律神経と連動しているからです。

自由で遊びが重要視される仕事であれば、少しぽっちゃりのほうが生産性が高い身体と言えます。

一方で、その生産性の高さはやせているからこそと思われる村上春樹さんのようなケースもあります。

僕は世界中の小説家のなかで、村上春樹さんはもっともすばらしい書き手のひとりだと思っています。

村上春樹さんの身体は、マラソンをライフワークにしているだけあって、とてもやせています。

国内海外の多くの大会に出場し、3時間30分を切ったこともあるそうです。

そんな村上春樹さんは著書『走ることについて語るときに僕の語ること』（文藝春秋社刊）で、

「「基礎体力」の強化は、より大柄な創造に向かうためには欠くことのできないもののひとつ」


と書いています。

作品の完成度の高さには、マッチョな身体でもゆったりした身体でもなく、創造の仕事のための体力が続く無駄のない身体が最適なのです。

自分がもっともやりたいこと、成しとげたいことを見極めて、それに合った身体に進化させていく。

そんな考え方は村上春樹さんから大きな影響を受けています。

簡単なことを少し変えるだけで生産性は上がる

では、いよいよみなさんの生産性について考えていきましょう。

自分のやっている仕事に必要な能力を洗い出すことができれば、身体づくりの計画が立てやすくなります。

そのためには身体をいろいろ調べ、たくさんの時間をかけ、食事や睡眠、トレーニングのプロたちと試行錯誤しながらステップをつくっていくことになります。

本書では、そこまで調べたり時間をかけたりしなくてもできる、確実に今より生産性の高い身体づくりをするためのノウハウをお伝えします。

まず、みなさんの悪い習慣をほんの少しだけ生産性を上げる習慣に変えてみることです。

実は「喫煙」や「運動不足」などの一見致命的にも見える悪習慣でも、5つ以下の習慣ならほとんど生産性を下げないことが東京大学の研究で証明されています。

ただ多くの方は軽度の悪習慣が5つ以上あり、その相乗効果で生産性を下げている状況です。

ですからみなさんがやめたくない、またはやめられそうにない悪習慣を無理してやめようとすることは非常にナンセンスです。

問題は悪習慣の数です。

ひとつでも減らすことで生産性が上がることを先に覚えておいてください。

ごはんを先に食べずに野菜から食べはじめるなどの簡単なことでも大丈夫です。

今まであまり何も考えずにおこなっていた悪習慣を工夫するだけで本来の生産性が回復されるのです。

「習慣化＝ルーティン化」の技術を身につけ、よい習慣を増やすには、

「小さいことを積み重ねるのが、とんでもないところへ行くただひとつの道だと思っています」

という有名なイチローの言葉を覚えておいてください。

私が身につけた（やめた）ルーティン100（1）

● 食事系 ●

1　最初に野菜から食べる
2　白米以外のお米を食べる
3　毎日納豆を食べる
4　よくかんで（20回以上）食べる
5　（ジムで）トレーニングした後はプロテインを飲む
6　コーヒーはブラック
7　ジュースは飲まない
8　お酒を飲みに行く前にヨーグルトを食べる
9　糖質は小麦でなくお米系が中心
10　朝起きたらマヌカハニーを食べる
11　毎日オリーブオイルをとる
12　毎日えごま油をとる
13　ギーをとる
14　ココナッツオイルをとる（今はときどき）
15　週5回は魚を食べる
16　野菜スープ系をとる
17　菓子パンは週に1回までにする
18　ラーメンは月に2回までにする（スープは飲まない）
19　仕事中、水筒で水分をこまめに補給する
20　オリゴ糖をとる

第1章

ルーティン力を鍛える

「短期集中」もいいけど「習慣化」がいちばん

私は日々習慣を項目にして増やし続けています。

今では100個以上をルーティン化して実行しています。

習慣化で研修をするほどまでルーティン力を鍛えることができましたが、実はもともとは大の苦手でした。

私だけではないでしょうが、夏休みの宿題は最後の2、3日で必死にやるタイプです。

受験やテストも短期集中でした。

短期間ダイエットのジムを経営していたように、何か目標に向かって盛り上がることに達成感があるからです。

しかし、短期間に何かを変えたり、身につけたりしたことはあっというまに元に戻ってしまうのですが、特に身体を変えることは、残酷なほどリバウンドしてしまいます。

習慣化のスキルについては、本で勉強したり、セミナーや研修に参加して、少しずつ身につけていきました。

習慣化の第一人者である習慣化コンサルタント古川武士さんに師事して「習慣化の達人」の認定までいただけるようになりました。

習慣化は誰でも身につけることができる技術なので、忙しくて時間がなく、運動があまり好きでないのでしたら、まず身体づくりを習慣化することをおすすめします。

本書を読み進めながら実践することで確実にルーティン力が鍛えられ、生産性の高い身体に変わっていきます。

「習慣化」を「目標設定」にする

仕事のスキルアップでもダイエットでも定番の「目標達成」。

人は目標が上手に設定されると達成しようとする生きものです。

目標達成は本来持っている力以上のものを引き出すことも可能です。

目標設定を数値化すれば、していないときより確実に成功率は上がります。

けれども、そこには意外な落とし穴が存在します。

それは目標数値を達成するためならばと、どんな手段でもやってしまうことです。

たとえば、3カ月で10キロやせる目標を設定したとします。

もし残り2週間であと3キロやせれば目標が達成するとなると毎日サウナに入ったり、ほとんど飲まず食わずでいたりして、何が何でも10キロやせようとするでしょう。

しかし、感動のゴールのあとに待ち受けているものは、燃えつきとリバウンドです。

習慣化は、リバウンドしないことが大前提です。

燃えつきの真逆で、自然体で不自然ではない状態で実行できることとです。

やみくもに目標を数値化することは習慣化の会得から遠のいてしまいやすいのです。

だからこそ、数値に頼らず習慣化そのものを目標設定にすることをおすすめします。

もちろん意味のない習慣を身につける必要はありませんから、身につけた習慣が本当に有効かを検証する必要はあります。

「ルーティン化」について

残念ながら習慣化でおこなう活動や行動は、ちっともワクワクしないものです。

習慣を辞書で引くと「しきたり・ならわし」と書いてあります。

私もこの言葉の意味から、習慣化はとてもハードルが高いものだと思い込んでいました。

気合いを入れて習慣化に挑戦しては、ことごとく失敗を繰り返してきました。

習慣化に成功する人に共通している特徴は「いかに自然に新しい習慣を取り入れるか」ということです。

言葉というのは、よくも悪くもイメージをつくるので、習慣化という言い方を、「流れるような手順」という意味を持つ「ルーティン化」に変えてはどうだろうと考えました。

ルーティン化という言葉だと軽いイメージとなり、ハードルも下がるように思えるので、私は「ルーティン化」と言って、楽しく自然にできるステップをお伝えしています。

筋トレのように少しずつルーティン力のレベルを上げること

ルーティン力を鍛える前に知っておきたいことがあります。

私を含めほとんどの人がいっきに変えたい目標を持っています。

今まで夜遅くまでお酒を飲み、ラーメンを食べてギリギリまで寝ていた生活から、朝は早く起きて、ジョギングするような生活に変えたいと思っていたりとさまざまです。

お正月明け最初の1週間は、全国どこのスポーツジムも毎年人であふれかえっています。

しかし実際には1週間も続けばよいほうで、「ルーティン化する」力は、トレーニングや勉強と同じで、少しずつレベルを上げて効果を高めることが大切です。

足し算や掛け算からいきなり因数分解は解けません。

普段持ったことのないような重いウェイトは急には持ち上げることはできません。

簡単なことからルーティン化を確実にし、少しずつレベルを上げていくことがなによりなので、どんなに簡単なルーティンでも毎日忘れずにおこない、真に身につけるには、いろいろしかけや準備が必要なのです。

最初からレベルが高いことに挑戦せず、できそうなことや簡単なことから始めるといっても、もちろん例外もあります。

今までいろいろな習慣化セミナーをしてきましたが、いきなりライフスタイルすべてを変えることができた人は10人にひとりくらいです。

ルーティン化ができた人たちはだいたい2タイプにわけられます。

人生でものすごくショッキングなことがあり、価値観がいっきに変わってしまったタイプ、そしてもともと新しい考え方を何の抵抗もなくすべて受け入れられるタイプです。

彼らはいきなりタバコをやめたり、ジョギングを始めたりしても、ルーティン化に成功しますが、一般の方はなかなかそうはできません。

まずは軽めの行動でルーティン化の成功体験を作り上げましょう。

ルーティンは身体にさまざまな反応を起こさせる

意外に思われるかもしれませんが、よい習慣であっても、スタート時は生産性を下げてしまうことがよくあります。

わかりやすい例でいうとタバコです。

理論上「百害あって一利なし」と言われていますが、禁煙を始めたばかりでは、禁煙外来や禁煙薬でフォローしてもらっていても、以前より調子は下がります。

やる気がわかず、ひどい場合はうつ症状が出ることもあります。

炭酸飲料水やエナジードリンクなども同様で、飲むと元気が出ますが、やめてしまうと元気が出なくなります。

中毒性とも関係しますが、よいことであっても身体は違和感をキャッチし、反応するからです。

ずっと長い間続けてきたライフスタイルは、どんなに悪習慣でも安心感を与えます。

身体によいことを新たに習慣にしようとすると、いつもと違うことが急に繰り返されると身体が感知し、「何かよくないことが起こっている」とパニック反応を起こすようになります。

そこで新しくルーティン化させるには、エネルギーが必要になります。

いつもの自販機で買っていたのを、少し離れたコンビニでスムージーを買うとなれば、それだけでストレスとなります。

身体によいことをすればすぐ調子が上がると思い込みがちですが、予想に反して調子が下がるのはパニック反応が起きるからで、そこで挫折したり、自分の体質に合っていないと勘違いし、途中でやめてしまったりしてしまいます。

ここはちょっとルーティン化させるための通り道だと心得ておきましょう。

ルーティンの効果を真に理解する

生産性を上げるルーティン化は、それがどのように身体によいのかを知っていると効果が違ってきます。

特に男性は理屈好きなので、効果てきめんで、朝のうがいを例にとると、朝、口のなかには寝ている間に繁殖した、便5グラム分に相当する悪玉菌が存在しているといわれています。

コップ1杯の水を飲むルーティンを取り入れたいなら、その前にすることがもうひとつあるということで、うがいをしておけば腸内環境の悪化を防ぐ効果があることを知識として知っていたら、ほぼ100パーセントで朝のうがいはルーティン化できます。

朝のうがいで悪玉菌を排出するイメージができるからです。

理由もわからずに朝のうがいをルーティン化させると半数は挫折してしまいます。

朝のうがいのルーティン化が成功すると、次のステップに進めます。

寝る前にできるだけ口内の悪玉菌を減らしてからベッドに入ろうと考えるようになり、寝る前の歯磨きがルーティン化され、さらに寝ている間に繁殖しにくいように、あらゆる工夫がいるレベルですが、鼻呼吸のルーティンへ発展させることができた人もいました。

気づくしかけをつくっておく

ルーティン化を成功させるには「しかけ」が非常に大きな役割を果たします。

そもそも新しい行動は、無意識ではできません。

身体にも脳にも行動パターンは染みこんでくれません。

ルーティン化が失敗に終わる例を分析したところ、単純な答えにたどり着きました。

「そもそも新しいルーティンをすっかり忘れている」

多くの方が日中忙しく、仕事やほかのことに意識やエネルギーを向けています。

人は日常で今までやっていなかった新しい行動を自然に思いだすことは不可能ですが、なぜか仕事が終わった時間や家に帰ってリラックスしたときに、ふと思いだすものなのです。

「ストレッチをしていなかった」

「駅までひと駅歩かなかった」

「おやつをナッツにするのを忘れていた!」

こういったことを防ぐには、新しい行動を思いだすことが重要です。

スマホなどでリマインダー機能を使っている方なら、14時のリマインダーに「おやつはナッツだよ!」とセットすることで必ず思いだすしくみをつくります。

あるいは小袋を買っておいて、机上に置いておけば忘れる確率がぐっと減ります。

少しハードルが高いお風呂上がりのストレッチなら、お風呂から上がって通るルートにストレッチマットを用意すれば思いだし、そのままストレッチに意識が向きます。

冷蔵庫に「1日豆乳を1杯飲む」と貼っておくとほぼ忘れません。

ちなみにこういったしかけはずっとおこなう必要はありません。

自然にできるようになるまでの期間で、できるようになったら、気づくしかけはいったんやめて、また新しいルーティンをしかけていくことです。

そうしなければルーティンのリマインダーだらけになってしまいます。

リマインダーやメモのルーティンさえ身につけば、思いだすことも容易ですし、続いていることが可視化でき成功率がさらに上がります。

ストレスを最小にするルーティン

身体にどれほどよいことでも、新しく始めることは、それ自体がストレスになります。

ですから新しいルーティンのストレスをどれだけ少なくおさえられるかがカギ。

もっとも使いやすいのが「ついで」にできることです。

たとえば朝のうがいのあとにコップ1杯の水を飲むなどです。

とても「ついで感」が強いのでストレスが少ないはずです。

オフィスでは、トイレに立つときは軽く伸びをしたり、肩回ししたりするだけで血流がよくなり、頭のキレが戻ります。

デスクを離れるという小さな移動は、いったん仕事の流れを切るタイミングとなるので、ストレスを感じることなく身体によいことをルーティン化することができるのです。

とはいえ、すべてのルーティンが「ついで」にできるものばかりではありません。たとえば通勤のついでにウォーキングといっても、家庭の事情や遠方などで難しいケースがあるので、お昼にコーヒーを買いに行くときに少し遠くのコンビニに行くようにすれば、ちょっとしたウォーキングにもなったりします。

ストレスの感じ方や「ついで感」は個人差が大きいことなので、自身でどんな方法だったらストレスが少ないかを一考してみる必要があります。

最初は少し難しいかもしれませんが、少しずつ自分がわかるようになると、楽しいと思えるようになります。

このように自分の認知（知覚、記憶、学習、思考など）活動を客観的にとらえ、評価したうえで制御することを心理学の世界では「メタ認知」と呼びます。

自分の身体の状態をメタ認知できるステップもあるので、少しずつ探求し、習得していきましょう。

ルーティン力を鍛えるには「毎日」

「○○を週3回します」と毎日ではないルーティンにチャレンジする方がいます。

私の指導の現場ではルーティン化の成功率は毎日取り組む場合のほうが高く、そうでないのなら50パーセント以下に下がってしまいます。

ごく自然にできるようになるルーティンは、毎回おこなわないとなかなか脳や身体が覚えてくれません。

そうするとどんなルーティンでも、毎日おこなわなくてはなりません。

身体と脳が覚えて自然にできるようになるまでは毎日おこない、その後、回数を減らしていく方法がもっとも成功しやすいです。

「納豆は週に3回食べる」というルーティンを身につけたいならば、毎日食べるうちに食べやすい日、食べにくい日がわかってきます。

飲み会の多い木曜日の朝に納豆を食べておくと調子がいい、はめを外したい土曜日はあまり納豆を食べる気分にはならないなどです。

毎日納豆を食べると脳と身体は確実にルーティンととらえ、あまり気が乗らない日はやめたとしても忘れることなく習慣化できるのです。

最初から週3日にするより、毎日やってからとしたほうが確実に早くその行動がルーティンとして身につきます。

ただし平日と週末のようにまったく状況が違う場合は、同じシチュエーションで毎回おこなえばストレスになることはありません。

身体に悪いルーティン対処法

人はロボットではないので、誰もが、身体に悪いと知っていても夜中についついラーメンを食べたり、夜ふかししたりしてしまいます。

いいことだけで行動を決めることはできないのです。

特に身体によくない習慣はストレスを緩和させるものばかりです。

タバコをやめられないのは、ストレスがかかる中間管理職の方が圧倒的に多いというデータも出ています。

女性が甘いものを食べすぎてしまうのも、ストレスをまぎらわせるためです。

身体によくない行動の背景にはストレスがあるということです。

「置き換え」がおすすめ

炭酸飲料水を飲む習慣をやめたいとします。

シュワッとした爽快感や甘さで、ストレスが吹き飛ぶのでしょう。

あのシュワッ感は炭酸水に置き換えられないものでしょうか？

そしてあの甘みは、はちみつに置き換えられないでしょうか？

実際にやってみると置き換えは、十分に満たされることが多いのに気づきます。大量生産された板チョコを、カカオ多めの高級チョコに置き換えた人もいます。置き換えは個人差もあるので少しずつやってみることをおすすめします。

今まで普通のチョコを常食していた場合、いきなりカカオ80パーセントにしたら、ほぼリバウンドしてしまうので、カカオ50パーセントだとスムーズに置き換えに成功しています。

究極は「ジャンクフード」を食べてしまうストレスは夜15分歩くなど１８０度変えることがコツで、一見真逆に思えますが、実際同じ程度のストレスを緩和する効果があります。

生産性を下げるみなさんのルーティンを見極め、少しだけ身体に害のない習慣に置き換えられないか考えてみましょう。

身体によくないからといって置き換えをせずに、いきなりやめるとリバウンドの可能性がとても高くなります。

環境を変えてみる

ルーティン力を鍛えるには環境を変えることがいちばんです。

なぜなら、人は目から入る情報に反応しやすい生きもので、特に意識していないときや疲れているときはなおさらだからです。

いつもの自販機の前に立ってしまうと無意識に炭酸飲料水を買ってしまったり、いつものコンビニに寄ってしまえば、からあげとビールを買ってしまったりする環境は思い当たる人はたくさんいるかと思います。

実際はできませんが、引っ越しや転職といった環境をガラッと変えてしまえばどんな人でも変わることができますが、現実的にはそうとはいかないので、最小限の力で最大限の効果を発揮するには「リセット」で、誰であっても身体のなかと外の環境をすっきり「リセット」すれば、新しいルーティンを成功させることができるのです。

何日で人は習慣が身につくのか？

習慣化や行動変容に関する本に書いてあることの大半は、「21日で人生が変わる」「30日で習慣化する」「66日」の3つの説に分類されます。

まずは21日説です。

人は新しい行動を繰り返すとその行動をするための神経回路が脳につくられ、その回路は約3週間でつくられるという研究結果が根拠とされています。

脳に回路ができることと、実際に習慣化できることは関係しているということです。

次の30日説です。

私の習慣化の師匠古川武士さんの著書『30日で人生を変える「続ける」習慣』の反響が大きかったのですが、古川さんご経験からの持論です。

もっとも簡単に習慣が身につくのは1カ月としています。

最後は66日説です。

これはネットでも読めるロンドン大学の研究結果に基づいており、たった96名でおこなわれた研究で、習慣化できた日数も18日から254日の間とバラバラで使いものにならないレベルのデータでした。

私の指導の現場では2週間クールで新しい習慣を身につけるやり方をスタンダードにしているので、1カ月、3週間などいろんなパターンを試しましたが、現在は2週間でいったんチェックしてほとんど自然にできるようになればOK、まだ身についていないとなれば継続ということにしています。

本書では2週間で振り返ったり、修正するやり方をおすすめします。

私が身につけた(やめた)ルーティン100 (2)

● 睡眠 ●

21 夕方以降うたた寝しない

22 18時以降カフェインをとらない

23 寝る1時間前はスマホを見ない

24 パジャマで寝る

25 寝る前に歯を磨く

26 寝る2時間前には食事をとらない

27 シーツは週に1回洗濯する

28 真っ暗にして寝る

29 お風呂に入ったあとはパソコンその他画面を見ない

30 寝る1時間前には、部屋の照明を1つ落とすか間接照明にする

31 お酒を飲むときはチェイサーで水もとる

32 週2回はふとん乾燥機でふとんを乾燥させる

33 パワーナップを10分する

34 朝は5時起き

35 お風呂は電気を消して入浴する

36 寝る1時間前はお酒を飲まない

37 焼く肉や揚げ物などヘビーなものは寝る前3時間前までに終える

38 夜ハーブティーを飲む

39 夜はリラックスアロマをたく

40 寝る前に尿を出せるだけ出す

第2章

リセット力を鍛える

効果は2倍以上「事前」のリセット

私はこれまで指導の現場でいろいろな理論や方法をかけ合わせて、ルーティン化の成功率を上げるよう指導してきました。

残念ながら、期待した効果を得られた方法はごくわずかしかありません。

それは「先に」リセットして、それからルーティンをおこない、そして身体づくりをする組み合わせです。

驚くほど成功率が高くなりました。

先にリセットすることについてはどんな習慣の本や講座にも出ていません。

「リセット」とは身体の外にあるモノと身体のなかにある胃腸をすっきりさせることです。

片方だけでも効果はずいぶん上がりますが、2つ同時におこなうと生産性を上げることができます。

モノをリセットする理由

エネルギーの節約

モノがあるほどエネルギーを消耗します。

新しい習慣を身につけるためには、エネルギーを使います。

普段は仕事と生活でめいっぱいなので、新しいルーティン化のエネルギーは足りないことが実感されることでしょう。

モノに対処するエネルギーを節約することで、その分をルーティン化に使うことができるのです。

モノとエネルギーは何の関係もないように見えますが、たくさんの不要なモノはあなたからエネルギーを奪っているので、たとえば朝、着ていく服やネクタイを選んでいるとき、知らない間にエネルギーを使っています。

引き出しのなかにハサミがいくつもあると、どれを使おうかと考えることもエネルギーが必要になります。

さまざまな実験から人は3個以上からモノを選ぶと、多くのエネルギーを使い、結果疲れてしまうことがわかっています。

朝から晩まで、仕事にいたっては選択の連続、毎日いろんなことを検討しています。モノをリセットすることは、使っていなかったり不要だったりするモノを処分することでエネルギーを節約することになります。

同様にモノを探すこともエネルギーが必要です。

ほとんどの方は、財布のなかから必要なカードを探したり、デスクトップにあるたくさんのフォルダから必要ファイルを探したりすることで無駄なエネルギーを消費していますので、モノをリセットすることでこれらのエネルギーの節約になれば、エネルギーをルーティン化に使うことが可能です。

時間の節約

モノをリセットすればエネルギーと同様、時間も節約になります。

ある大手文具メーカーの「1日のなかでモノを探している時間」調査では、平均37分もあったそうです。

多くの時間を毎日無駄にしていることのあらわれだと思います。

このメーカーは、それらの対象者にできるだけ不要なモノを整理させたところ、なんと1日4分まで探す時間が短縮されたそうです。

計算すると33分も時間ができることになります。

生産性の高い身体をつくるにはエネルギーだけでなく時間も必要です。

視覚情報を変える

人間の脳にはミラーニューロンといって、他人の行為をマネしてしまう神経細胞があることがわかっています。

私たちは無意識のときほど同じ行動をとります。

同じ店で同じメニュー、同じコンビニで同じおやつなど数え上げたらキリがありません。

その判断の基準は視覚情報です。

引っ越しや転職など環境の変化にともなって視覚情報が変われば誰でもルーティン化することができます。

ただし、リバウンドをしないように視覚情報を変えておかなければ以前と同じような状態に戻ってしまう可能性があります。

まずは、モノのリセットをおこない、新しい視覚情報を身体に知らせてあげましょう。

何をリセットするのか？

毎日少しずつモノを減らしていく方法もありますが、まとまった時間を捻出していっきに減らす方法のほうが成功率が高いものです。

本書では、できれば半日以上まとまった時間を数回確保して、いっきにリセットすることを強くおすすめします。

ルールなどはありません。

何をリセットしても大丈夫です。

目安として、やりやすいこと、評判のよかったモノは以下でした。

服、クローゼット

まずは「服」からがベストです。

とても効果を実感しやすく、朝はすっきりとしていて、あまり悩まずに今日着る服を選ぶことができ、エネルギーの消費を防いでくれます。

あのスティーブ・ジョブズも仕事に集中するために服はイッセイミヤケの黒のタートルネックしか着なかったことは有名です。

もったいない精神なのか、10年以上前のスーツや新入社員のころのネクタイまで大切にとっておいてもクローゼットを占領されるだけです。

もう着ないものをいさぎよくリセットすれば、エネルギーがみなぎってきます。

特に出社前に、エネルギーや時間を無駄に使うことは大切な生産性を下げてしまいます。

やり方のコツは、「今」に目を向けることです。

びっくりするほど値段が高かったとか、以前は似合うと言われてたとか、過去の栄光にさようならをして本当に今必要で似合うものだけを基準に残します。

意外と服は高く売れたり、リサイクルや寄付でも需要があったりしますので、時間と気持ちに少し余裕があればそういったことにもチャレンジしてみてはいかがでしょうか？

もっともルーティンをこなすエネルギーや時間をつくることがメインなので、無理していろいろトライする必要はありません。

裏技として、「預かりクリーニング」という方法があります。

私も多くのクライアントも活用しています。

季節が終わったものをクリーニングに出して、次のシーズンまで預かってもらうという非常に評判のよいサービスです。

すっきりして助かるうえ、料金は1着100円程度ととてもお手軽な価格です。

利用したことがない方はぜひこの機会にお試しください。

デスク

デスクの上がすっきりし、引き出しも整理され、無駄な時間やエネルギーが節約でき、仕事の効率が高まります。

しかし、行き場のない荷物をつい足元に置いたままにしていたりしませんか？　荷物があるとまっすぐ座れないので上半身と下半身がねじれた状態になり、身体のゆがみの原因になります。

デスクは見えるものなのできれいになれば周囲の評価も変わり、身体づくりをする準備としては最高のリセットです。

玄関

私はもともと神戸元町で起業しました。

経営するスタジオには華僑の方々に多く参加していただき、いろいろなことを教えてもらいました。

そのひとつに風水がありました。

彼らは口をそろえて「どんなことがあっても玄関だけはきれいにしなさい」と言い、理由は玄関は幸運がやってくる入り口で、汚くしていると不幸がやってくるからというものでした。当時、私の家は玄関がとても汚かったので、きれいにして毎日水拭きをするようにしました。

そうすると本当にいろいろな幸運がやってくるようになったのです。

風水のおかげかもしれませんが、私が感じたのは、玄関がきれいだと朝の出社時がとても気持ちよく、帰宅したときも気分がよかったからだと思いました。

これは私だけでなく玄関をきれいにした、ほとんどのクライアントのみなさんが実感したことです。

ぜひ、ルーティン化で生産性の高い身体に変える前に、玄関をきれいにし、運気を上げておくことをおすすめします。

パソコンのデスクトップや携帯電話のホーム画面

よく使うパソコンや携帯電話のホーム画面はすっきりしていますか？

特に画面いっぱいにフォルダやファイルがあるならば要注意。以前の私もそうでしたが、そういう人は時間に余裕のない人が多いです。

忙しいと、つい、どうしてもデスクトップに置いてしまいがちですが、ルールをつくってすっきりさせましょう。

すっきりさせたらホーム画面にはお気に入りの画像を設定しましょう。

ハイパフォーマンスメンタルの第一人者で日本メンタル再生研究所所長山本潤一さんは、メンタルの調子がよくないときは自分を癒してくれる画面を見ることでとても回復することが科学的にわかっていると教えてくれました。

カバン

もしあなたが日中カバンを持ち歩く仕事であれば、身体の不調に取り組むより前にやってほしいことは、カバンのリセットです。

なぜなら、身体のゆがみや不調のいちばんの原因は、「重いカバンを片方で持つこと」だからです。

これはカリスマ治療家始め多くの身体のプロの共通している答えです。

ですから最近はビジネスマンでもリュックにする人が増えています。

しかし、まだ日本のビジネス界はそれほど寛容ではないので、一般的なカバンの方も多いと思いますが、そんな場合にはできるだけカバンの中身を減らすことが有効です。

基本は毎日使うモノだけを入れておき、たまにしか使わないモノはその都度入れるようにすることです。

また応用編としては軽量化があります。

充電器や水筒やパソコンなど最近は驚くほど軽いモノが出回っています。

私はカバンの軽量化サポートをよく現場でお手伝いします。

みなさんのカバンも今までの半分以下の重さまでリセットできます。

本当に毎日カバンをよく持ち歩く方はこれだけで生産性を上げることが可能です。

さあ、やる気がわいてきて、身体をどんどん変えたくなる気がしませんか。

財布

財布はもとからこだわっている人が多いものです。

外見はきれいに使われていることが多いのに、中身は不要なレシートや領収書、ポイントカードや普段使わないカードなどでパンパンにふくれているなんてこともけっこうあります。

中身まで気をつかっていればエネルギーを取られないですむのにと、残念でなりません。

以前の私も例にもれず、長財布でいろんなカードを入れていたのでことあるごとによく探しものをしていました。

自分ではよく整理ができていると自負していたので、特に気にかけていませんでした。

しかしある尊敬する経営者と食事に行ったとき、その方は財布を持っておらず、手ぶらだったことに衝撃を受けました。

その方は、「今の時代、携帯ひとつあれば財布などは必要ない」と言うのです。

さすがに私はそこまではできませんでしたが、すぐに見直しをして手のひらサイズの財布にほんの数枚のカードだけにしました。

以来、ストレスをなくすごすことができるようになりました。

こうしておくとポケットもふくらまず、カードを探すストレスもなく、以前とは比べものにならない自由さが感じられます。

個人差がありますが、今までの財布の使い方に疑問を感じている方にはとてもおすすめです。

書類

時代はペーパーレスと言いますが、実際にはまだ紙の資料や書類が大半で、ほっておくと、どんどん紙は増えてしまいます。

ですから紙のリセットをおこなうと仕事でもプライベートでもとてもルーティン化に効果を感じる方が多いです。

いろいろやり方はありますが、おすすめはまず紙の資料を写真に撮って保存する方法で、名刺などは「Ｅｉｇｈｔ」などのアプリを使われている方が多いようです。

しかしもっとも有効な方法はスキャナーを使う方法です。

スキャナーには2種類あって1枚ずつスキャンするタイプと紙を自動送信するタイプが

あります。

私は自動送信タイプのスキャナーを使っていますが、毎分24枚という驚異的なスピードでスキャンしてクラウドにアップしてくれます。

少し高価なものですが、このおかげで私は仕事でもプライベートでもほとんどペーパーレスになってストレスフリーです。

私のクライアントのなかで、生産性の高い身体づくりをする前にこの手の機械を購入してリセットした人たちは、みなさん口をそろえて「もっと早くすればよかった」とおっしゃいます。

不要な大型ゴミや電化製品

いつも目に入るところに全然使っていないテレビやソファはありませんか?

もし押入れや物置に入っていて気にならないなら、今とりたてて取りかかる必要はありません。

大型の使わないモノは「いつか処分しないと」と無意識で思っていてエネルギーを下げ

ています。

大型のモノを処分することは視覚情報に大きく影響し、違いも大きくあらわれます。

今ではほとんどの自治体がホームページや電話で申し込めば数百円で引き取ってくれますので、もし大型で不要なモノが家やオフィスの目立つところにあればリセットすることをおすすめします。

小物

小物はもらったり、つい買ってしまったりしていつの間にか増えてしまうものです

一つひとつは小さくて問題ありませんが、数が増えるとスペースを取ります。

また必要なものを探すための邪魔にもなります。

もちろんなかにはとても気に入っていてエネルギーを増やしてくれる小物もあると思いますが、今までクライアントが小物のリセットをした報告ではだいたい平均80パーセント以上が不要な小物だったと聞きます。

もしみなさんがまわりを見渡し、不要な小物が多いと感じるなら、ぜひ小物のリセット

をおすすめします。

本・雑誌

本や雑誌のリセットは定番です。

定番であるゆえにみなさんが期待するほどのエネルギーがわいてきたり、これから変わる感は得にくいかもしれません。

しかし行動のハードルが低いことがメリットです。

しかも、持ち込みでも郵送でも本は簡単にお金に換えることができます。

どんなに工夫しても時間がつかない人にはおすすめです。

その他

トイレやお風呂もおすすめです。

キッチンやリビングのリセットは効果抜群ですが、多くの時間がないと中途半端に終わってしまいます。

物置や実家もされる人がいますが、さらにハードルが上がります。車を持っている方は洗車やずっと使っていない車内にあるモノをリセットされる方もいるように、よく乗車される方にはとても評判がよいです。

番外編的として、読んでいないメルマガやポイントカードをリセットするのもとても有効です。

すっきりしてやる気が出ると評判です。

上級者なら銀行のカードやクレジットカードの整理をするともっと効果が期待できますが、引き落としの変更の手間などで、生産性の高い身体づくりの前に、挫折する可能性も多くありますので、注意が必要です。

リバウンドと決別！

50代半ばのブランディング会社代表Aさんは、今まで何度もダイエットするも毎回リバウンドして、ついには100キロオーバーになってしまいました。

ヒアリングした結果、食事のルーティン化の前に、モノのリセットを提案しました。

そこで、断捨離を思いっきりして、家も職場も不要なモノはすべて捨ててもらいました。

やってみると気持ちがラクになり、やる気がわいて毎日ウォーキングするように変わりました。

また、無駄なモノがないので無駄食いが減り、体重も30キロ以上落ちてベスト体重を維持できるようになりました。

こうしてモノも身体もすっきりしてエネルギーがみなぎり、仕事では以前から挑戦したかった新分野に参入し、半年で軌道にのせることができました。

究極のリセット「トラック捨て放題」

生産性の高い身体づくりをするのに、まさかモノをリセットするとは夢にも思わなかったかもしれません。

しかしエネルギーという概念がわかると、それほど違和感なくチャレンジできるのではないでしょうか。

そして今までの私の経験からすると、リセットが多ければ多いほど身体の変化が大きく感じられると思います。

ですからできるだけリセットして実感してほしいというのが本音ですが、実際にはみなさんとても忙しく2、3の項目だけでやっとかと思います。

ここで、大変忙しい方でも簡単にリセットする方法をご紹介しましょう。

それは「トラック捨て放題」というサービスです。

今までこの荒技を使った人は何人もいますが、みなさんその後驚くべき身体の変化を遂げ、年収が10倍になったり新しい会社を立ち上げたりしています。

トラック捨て放題サービスとはその名のとおり、トラックに載る分であればいくらでも捨てることができるサービスです。

2トントラックの場合、普通の3ＬＤＫくらいのマンションなら、ほとんどモノがなくなるくらい捨てることが可能です。

このサービスを使うと、せっかくなのでこの際いろいろ捨ててしまおうと思い切りがよくなります。

事前に何を捨てるか決めておくのですが、選別の時点でたいていの方がハイになってたくさんのモノに捨てるしるしをつけていきます。

そして当日トラックと作業員の方が来て、どんどん運び出され、実際にモノがなくなっていくとさらに興奮していきます。

しかも、トラックを見るとなんとスペースがとても大きく空いています。

そうなると人間の性《さが》でしょうか、そのスペースを埋めたくなってしまいます。捨てる気のなかったモノまでつい、「これもお願いします」となります。

トラックが去ったあとは強い郷愁感がやってきますが、それもつかの間で激しい活力がわいてきます。

人生をやり直すような再スタートの気分になるようです。

その後は生産性の高い身体をつくるルーティンがどんどん身について別人のように変

わっていくので、リバウンドすることもありません。

もしあなたが、本書を使って劇的に変えたいけどリバウンドしたくないのであれば、ぜひ「トラック捨て放題」でリセットされることをおすすめします。

身体のなかをリセットする理由

生産性の高い身体をつくるには、食事のルーティン力から変えていくことになります。いちばん変えることがたやすいと思われる食事のルーティン化ですら、今までと違う行動パターンとなるため、なかなか難しいものです。

これまでの食事ルーティンがたとえ生産性を下げるものだとしても、身体はそれを最適と認識していますので、変えるためには何かきっかけが必要です。

もっとも手軽で効果的な方法は身体のなかのリセットで、ファスティングというやり方です。

わずか数日、固形物を取らずに、必要最低限の食事に変えると味覚や満腹感など、今まで麻痺していた感覚が戻ります。

内臓がリセットされますが、特に胃は普段からの食べもので1800ミリリットルくらいに広がっているのが、わずか50ミリリットルまで縮みます。

身体再生モードへ切り替えよう

体内には酵素と呼ばれる生きていくためには欠かせない物質があります。

身体が工場、栄養が原料とすれば酵素は作業員みたいなものです。

酵素は大きく2種類にわかれており、食べものを分解する「消化酵素」と「代謝酵素」という身体を再生してくれるものがあります。

体内にある酵素は年々減っていきますが、食事量はあまり変わらないので、消化酵素はあまり変わらず、代謝酵素が減ることになるので、生産性の高い身体づくりには食事量を減らし、消化酵素の使用量を減少させ、代謝酵素が活躍する身体に切り替える必要があります。

そもそもファスティングって何？

ファスティングを直訳すると「断食」という意味です。

以前は修行的な要素が強く、一般の人とはまったく縁のないものでしたが、最近は有名人やモデルなどがスムージーなどを飲みながら、おしゃれにおこなうダイエットや健康法として注目されています。

ここでいうファスティングはもちろん後者を指しており、普段の食事を身体に負担の少ない食事に置き換える方法です。

ファスティングの基本的な流れ

ファスティングは3期間にわかれています。

準備期

まずは準備期です。

ファスティングをする前の準備期間には正式なルールではファスティング期と同じだけの期間を取るようになっています。

準備期は、胃腸に優しい食事をとることになっていますが、現実ではとても難しく、私も含めほとんどの人がこの準備期はしっかりできていません。

それでも、本気でファスティングしたい人は、その期間と同じだけ胃腸に優しい食事をとることをおすすめします。

せめてファスティング直前の食事だけは軽めにしてみましょう。

ここで食いだめ的にたくさん食べると、ファスティング効果が非常に低くなりますのでご注意を。

ファスティング期

普段の食事を固形物ではないモノに置き換えます。

1日おこなうだけでも胃を休める効果があり、2日もおこなうと胃腸がリセットされ、腸内にある毒性ガスが抜けます。

3日目からは内臓脂肪を燃やし、エネルギーをつくり出し、多少個人差がありますが、体重や脂肪を減らす効果があり、体質改善のきっかけにもなります。

回復期

ファスティング期が終わってからの期間は準備期と違って本当に注意が必要です。

すぐに元の食事に戻したら、あっというまに体重もせっかくリセットされた感覚も元通りになるので、ここをしっかりやらないとほとんど無意味です。

3食分はしっかり胃腸に優しい食事をされることを強くおすすめします。

そしてせっかく体内や食事のルーティンがリセットされるので、このまま生産性を上げる食事のルーティンにチャレンジすることがもっとも効果的だと思います。

ファスティング中の食べものや飲みもの

正式なファスティングは、身体に酵素を補給してくれる酵素ジュースを使っておこないます。

市販の酵素ジュース

ファスティングの定番です。

そもそもファスティングは消化に使う酵素を身体の代謝（再生）に回すことが主目的で

すから、酵素の入ったジュースを飲めば効果が最大化されます。

ただ値段が高価であることと、私もですがイメージほど効果を体感できない人が多いという欠点があります。

お金に余裕があって、心に余裕がある人におすすめです。

自分でつくるジュース

もし家でジューサーかミキサーが眠っているならいちばんおすすめです。

ルーティンに野菜ジュースを入れようと思っているのなら、この機会にジューサーを購入し自分でつくることをおすすめします。

ポイントは、低速だと酵素が残っていていいとか、ジューサーよりミキサーのほうが成分が残っていていいとか聞いたことがあると思いますが、どちらの効果を重視するかだと私は考えます。

実際にジュースづくりのルーティンが成功するたったひとつの秘訣は「機械の清掃がしやすいこと」です。

私もジュースをつくりますが、清掃しにくいタイプはいくら身体にいいジュースをつくることができてもルーティンになりません。

ジューサーはカスが残って大変ですから、ミキサーでなおかつ清掃しやすいタイプを選ぶことをおすすめします。

ヨーグルト

もっとも安くどこでも手に入る方法で、指導の現場で人気があります。

最初にこの方法を知ったときは、「ヨーグルトはたんぱく質だから、胃腸に負担がかかってダメなのでは」と思っていました。

しかし、多くの方がヨーグルトの実績があること、また私やスタッフがやってみて効果を実感したことなどから選択肢に入れることにしました。

ヨーグルトファスティングは大変人気です。

ほかの方法とそれほど違いなく効果が出ています。

無糖で固まっていないタイプのものを選ぶということです。

プレーンヨーグルトで少しドロドロしたタイプになります。

甘味料や添加物ができるだけ少ないシンプルなものがよいですね。

また甘みがほしい場合は、付属の砂糖や一般的な甘味料でなくオリゴ糖を使えば、小腸では糖として吸収されずに、大腸の善玉菌のエサになるので、腸のコンディションを戻してくれます。

最近ではプレーンタイプはコンビニでも手に入るようになりました。

ちなみに家では野菜ジュース、外ではヨーグルトといった具合に併用してファスティングする方法でもまったく問題ありません。

ぜひあなたに合った方法や日数でファスティングをして身体のなかをリセットしてください。

ファスティングは本当に身体にいい？

女性に人気のファスティング。

定期的にされる方をよく見かけます。

実際におこなった人はおわかりかと思いますが、ファスティングは思ったほどつらくはなく、体重や脂肪が減ることを実感できるので感動する人が多いです。

一方で、あっというまに以前の食生活に戻り、体重も元に戻る人が多いのも事実で、それでは努力が水の泡でもったいないと思います。

さらには元に戻るどころか以前より増えてしまうケースも少なくなく、そうなるとまたファスティングをすればいいやと一時的に体重や脂肪を減らし、安心して元の生活に……というファスティングとリバウンドの繰り返しになってしまいます。

単純な繰り返しではすまず、そのたびごとに効果が減ることに気づくことでしょう。

女性は特にそういったパターンにおちいりやすいといえます。

なぜなら、ファスティングは基本的には体内にある余分な脂肪を使うことになっていますが、女性の場合、脂肪を維持しようとする性質があるので、筋肉をエネルギーとして使ってしまいます。

そうなると代謝が下がり、以前より太りやすい体質になります。

そしてよほど強いトレーニングでもしなければ、脂肪で体重は増えますから、元の体重に戻ったときには以前より筋肉の少ない肥満体質になっています。

いわゆる食事だけでダイエットし肥満体質になるパターンと同じことが起こります。

女性ほどではありませんが、男性も多少筋肉が落ちてしまいます。

ファスティングは身体の毒素が抜けたり、身体の感覚が戻ったり、さまざまなメリットがありますが、1回のファスティングでそれほど筋肉が落ちるわけではありませんし、身体が再生モードになっているので、しっかりと身体を動かせば、すぐに筋肉を取り返すどころか増やすこともたやすいものです。

ファスティングを否定するつもりはまったくありませんが、ファスティングだけおこなっても、元のライフパターンに戻ってしまうのであれば、メリットよりもデメリットのほうが多いと私は考えています。

ただし、しっかりとルーティン化して、身体を変えていく場合はスタートアップとしてもっとも優れた手段だと思います。

参考までにファスティング中にとっていいもの悪いものや、調子が悪くなったときのリカバリーなどを紹介します。

ファスティング中の注意点と対処

- 基本はファスティング用ジュースかヨーグルトと常温の水だけでおこなう。
- ヨーグルトは一食150グラムから250グラムくらいを目安にする。
- ただし寒けを感じるときや、水が苦手な人は白湯かノンカフェイン系のお茶はOK。
- 激しい運動以外はOK、むしろお風呂やウォーキングはデトックス効果を高める。
- 激しい頭痛や腹痛などはファスティングを休止する。
- どうしても空腹にたえられないときは、はちみつ、梅干し、塩、黒糖などで乗り切る。

私が身につけた（やめた）ルーティン100（3）

● 運動（コンディショニング）●

41 朝起きたら伸びをする

42 オフィスに行く途中にヨガをする

43 寝る前にストレッチポールに乗る

44 頭皮をマッサージくしでポンポン軽く叩く

45 お風呂から上がったあとに5分ストレッチをする

46 朝、ふとんでボディワークをしてから起きる

47 朝ウォーキングして出社

48 お風呂は41度で10分入る

49 ランチ後にウォーキングする

50 湯船には炭酸タブレットを入れる

51 週に1回温泉（銭湯）に入る

52 週に1回プロにストレッチしてもらう

53 オフィスで午前午後最低1回ずつは肩回しをする

54 午後に1回は筋膜リリース（テニスボール）をする

55 オフィスでモビバンで肩甲骨をほぐす

56 1日1回ウォーキングしながら会議する

57 目が疲れたらアイマスクで目を休める

58 靴下を脱いで足指を広げて回す

59 椅子の上であぐらをかく

60 お風呂で脱力してもぐる

第3章

生産性の高い身体をつくる食事ルーティン

興味のあることから始めよう

リセットを終えて身体のなかも外もすっきりしたところで、食事のルーティン化をつくっていきましょう。

本書では生産性の高い身体のために「食事」「睡眠」「運動」のルーティンを必要としますが、なかでももっともラクに変えられて効果がすぐ実感できるのがこの「食事」です。欧米でもエグゼクティブが生産性を上げるために受けるプログラムでは、まず食事のマネジメントから入るくらいです。

事前にファスティングして、感覚や胃腸がリセットされてからおこなう方法です。無理なことをしなければとてもの高確率で新しいルーティンが定着します。

ここでいちばん大事なことは「無理をしない」ことです。

あなたが興味がわいたことややってみたいこと、やれそうなことから始めてください。

ここ数年、コンビニやファーストフードも健康にとても力を入れています。

そのおかげでとても忙しい人でも少し工夫すれば生産性を上げる食事のルーティン化が可能になりました。

目標のために大好きなものを我慢し、食事を変えたとしても必ず元に戻ります。

さ さいなことでも確実に身につければ身体は必ず変わっていきます。

生産性をもっとも左右する糖質

海外のエグゼクティブたちは、仕事の生産性を上げるためにまず糖質をマネジメントすることを身につけます。

なぜなら日常でもっとも簡単に手に入り、すぐエネルギーになるというメリットがある反面、生産性をもっとも下げる原因を持つ栄養素だからです。

この糖質と上手につきあうことができれば、それだけで簡単に生産性が上げられます。

というわけで、まず糖質の特性を理解していくことにしましょう。

糖質はごはんやパン、うどんなどの主食と呼ばれるものに多く含まれていることはごぞんじかと思います。

ほとんどの方にとって、糖質は全体のエネルギー摂取量の半分以上を占めています。最近は某短期間ダイエットジムの影響もあり「糖質制限」という言葉がとてもメジャーになりました。

糖質はたしかに肥満の主原因で生産性を下げる要素を持っています。

しかし、エネルギーのメインでもある糖質を単純にやめたり減らしたりすることは結果的にリバウンドを招いてしまいます。

糖質の特性を知っておけば、生産性も上がりリバウンドも起こりません。

これまでは脂肪が肥満の原因と言われていましたが、実は肥満の原因が血糖値の急上昇であることがわかっています。

糖質はほかの栄養素に比べて、すぐにエネルギーになるという優れた点がありますが、多すぎる糖質は血流を悪くしたり、血管を傷つけたりします。

そもそも糖質は摂取するとブドウ糖となって血液中に取り込まれます。血液中でブドウ糖の濃度が高くなる（＝血糖値の上昇）と、すい臓からインスリンが分泌され、細胞に送り込まれてエネルギー源として消費されます。

ただし、エネルギーとして使いきれなかった分は体脂肪として身体に溜め込まれます。

そこで問題は血糖値が急激に上昇するとインスリンがものすごく分泌されることです。

インスリンが大量に分泌されると血糖値はいっきに下がります。

このときに眠気やイライラが起こり、生産性もとても下がります。

そうなると何かを食べてそれほど時間が経過していないにもかかわらずエネルギー不足になってしまいます。

実は多くの方がこのパターンにはまって生産性を下げ、かつ肥満になっているのが現状です。

糖質制限や糖質ゼロをすればこの悪いサイクルは解決します。

1日のエネルギーの半分以上を占めている糖質を減らすやり方をずっと続けることはとても難しいといえます。

血糖値を急上昇させず、エネルギーとして使うことができれば問題はないわけですから、血糖値を急上昇させないルーティンを身につければよいのです。

血糖値を急上昇させない方法

低GI食に変える

GI値という食べたときの血糖値の上がりやすさを示す数値があります。糖質の基本であるブドウ糖を100とし、数字が高いほど血糖値が上がりやすい食品となります。

うどんよりそばのほうが低GIですが、うどんが好きならうどんを食べる、どちらでもよいならそばにするという具合です。

一般的にGI値が高いほうが甘みが強くおいしく感じます。

たとえば玄米より白米のほうがおいしいと思う人が多いように、いきなり玄米に変えると挫折する人が多く、玄米表面にある硬くて防水性の高い蝋層を除去した「ロウカット玄米」やもち麦を混ぜる方法なら、白米とそれほど変わらない味でGI値の低いものをとることができますので、ぜひ自分が続けられる低GIの糖質を見つけてください。

糖質をとる前に別の食品をとる

糖質は空腹の状態で食べると急激に血糖値が上がることがわかっており、近ごろではこの特性に対して別の食品を先に食べることで血糖値を上がりにくくする工夫がテレビなどで紹介されています。

「先野菜」「ベジファースト」といわれるもので、先に野菜を食べるやり方です。

野菜がないときは、スープでもおかずでもなんでもよいので、糖質を食べる前にそれ以外を食べればよいやり方です。

もし糖質ばかりの店に行くときは、コンビニなどで豆乳などを買って飲むだけでも血糖値の上昇が防げます。

ベジファーストから糖質マネジメントに成功した！

60代半ばの会社会長Mさんは、もともと健康おたくといえるほど健康に関する知識もあり、トライアスロンに出場するなど体力に自信のある方でした。

しかし、ここ数年は健康診断でも糖尿病予備軍というギリギリの数値が出ていて、実際に疲れやすくなったと感じていました。

ヒアリングをするなかで、知識はあっても実行に移していないこと、忙しくてルーティン化する時間がないことがわかりました。

そこで、野菜を先に食べるなど取り組みやすく、ストレスにならない提案をしたところ、糖質マネジメントのルーティン化に成功しました。

そのかいあって初めて血糖値が標準値になり、その後も継続して正常値をキープ。元気が復活して、新事業に着手したとうれしい報告を受けました。

やはり糖質「量」は減らす

ファスティング後ならなおさら、無理せず減らした食事量がルーティン化しやすいです。

ごはんは「おかわりしない」「大盛りを頼まない」など、具体的なルーティンにすることがポイントです。

「糖質をなるべく減らす」では、基準があいまいになり、ルーティン化にはほど遠いやり方になってしまいます。

最近はどこでも低糖質な食事ができるようになっているので、自分ができそうな糖質を減らす食事をルーティン化してください。

ジュースは意外に砂糖が入っているので、よく飲まれている方は気をつけて飲むのがおすすめです。

脂質を制する者は生産性を制する

糖質がある程度コントロールできるようになると身体もメンタルも脳の調子も上がり、もっと生産性を上げたくなるはずです。

もともと健康意識の高い人は、以前から糖質マネジメントができていることが多いのですが、そこ止まりになっている方が大半です。

生産性の高い身体には、脂質を味方につける必要があります。

海外では糖質マネジメントとほぼ同時に脂質マネジメントもおこなってパフォーマンスを上げるのですが、日本では糖質制限をして、たんぱく質を大量摂取するという方法が多く、どちらかというと筋肉もりもりのボディメイクに向いています。

生産性の高い身体には、たんぱく質より、よい脂質をとることが重要です。

なぜなら、脳の65パーセントが脂質であるからです。

悪い脂質をとれば悪い脳に、よい脂質をとればよい脳になるというわけです。

脳の脂肪は1カ月に半分入れ替わると言われています。

脳は生産性にもっとも関連する臓器です。

私も脳のクオリティが落ちたら仕事にならないので、常によい脂質をとるように心がけています。

また意外かもしれませんが、脂質はエネルギーとしてもっとも優れています。

まず血糖値が上がりにくいので脂肪になりにくくエネルギーとして使えます。

そしてエネルギー効率がよいので長持ちします。

また内臓への負担も軽いです。

さらに脂質をエネルギーにしたほうが仕事に集中できるなどの報告があります。

ほとんどの人が今まであまり脂質をエネルギーにしてこなかったこともあり、最初は体質改善する工夫や移行に時間がかかりますが、慣れればこれほど生産性を上げるエネルギーはほかにはありません。

さらに脂質は、身体のなかをきれいにする作用があります。

オリーブオイルなどの油には腸内環境を改善する効果があり、指導の現場でも多くの人から便秘や便通がよくなったとの報告を聞きます。

また脂質を元につくられるコレステロールは、油を運ぶ船のような役割をしています。特に善玉コレステロールと呼ばれるＨＤＬコレステロールは不要な油を外に排出してくれるコレステロールなので、意外かもしれませんが、良質な油は不要な油を体外に出すのにもっとも有効なのです。

ひとつの脂質だけでなく、複数の種類の脂質をとるコツ

脂質をとるには、油にはそれぞれ特性があり、効果や働きが違うということを理解することが大切です。

ひとつのよい油をとるだけでは不十分です。

健康に気をつかっている人でも脂質まで気をつかっている人は少数です。

さらに複数の脂質を上手にとる人は皆無に近いといえます。

生産性の高い身体に不可欠な脂質を理解して、ルーティン化できればまわりと差をつけることができます。

現代は脂質ではなく、たんぱく質が注目されていますが、内臓に優しくエネルギーとしてもっとも優れた脂質にシフトするのは時間の問題だと思います。

脂質の特性を説明します。

オメガ3系

脳や細胞膜などをつくるもっとも重要な脂質ですが、普段の生活ではまったく足りないというデータがあり、積極的にとりたい脂質です。

ココナッツオイル系

ココナッツオイルは60パーセント以上がＭＣＴ（中鎖脂肪酸）と呼ばれる脂質でできています。

ＭＣＴオイルと明記されているものは１００パーセントがその成分だということです。

中鎖脂肪酸は、構造上エネルギーに変わりやすい脂質です。

ですから脂質をエネルギーとして使える体質改善にはもってこいの脂質なのです。

オリーブオイル系

オリーブオイルは病気のリスクを下げ、健康にするデータがたくさんあります。

またダイエット効果やアンチエイジング効果もあります。

指導の現場ではオリーブオイルでも便秘の改善や、便の状態がよくなったという報告が多数あります。

大腸や腸内細菌にとてもよい影響があり、そのあたりが不調な人には特におすすめです。

動物性脂肪系

最近動物性脂肪が身体によいという調査がいろいろ出ていますが、飼育方法の問題があったりするため、もっとも選択が難しい脂質です。

今回は「ギー」という純度の高いバターをおすすめします。

古くからインドを中心とした南アジアでつくられている乳脂肪製品で、牛や水牛、山羊の乳が原料です。

アメリカの雑誌「TIME」で「世界でもっとも健康的な食品50」に選ばれているほど効果の高さは知られています。

ギーは少し高価ですが、不純物がなくエネルギーになりやすい中鎖脂肪酸が豊富という特徴があり、味もおいしくバターと同じように使えるので、クライアントのみなさんには評判がよいです。

身体に負担をかけない、たんぱく質をとる方法

最近は糖質制限ブームの影響もあり、プロテインを飲む人が増えています。

たんぱく質は筋肉や髪の毛や肌など身体の原料です。

筋トレしてボディメイクをするなら、必ずしっかりととらなくてはなりません。

しかし筋トレをあまりしていないのであれば、それほど意識してプロテインをとる必要はありません。

一般的な食事であればほとんどの人が十分にたんぱく質を摂取できているというデータもあります。

たんぱく質は身体の材料として非常に重要ですが、エネルギーとして考えるとデメリットが多い栄養素なのです。

なぜなら消化するために内臓に大きな負担がかかるからです。

また動物性たんぱく質は、腸内で悪玉菌のエサになり、インドールやスカドールなどの毒素を発生させ、おならやうんこを臭くしてしまいます。

もし悪臭だったら、たんぱく質を見直せば改善されますし、生産性が上がる身体づくりができる可能性が高くなります。

お肉やお魚、卵を毎日食べていない方は、たんぱく質が不足している可能性がありますので「ごはん＋大豆食品」の組み合わせで、ぜひたんぱく質を補ってください。

ただし、筋トレするならば、必ずたんぱく質をたくさんとってください。基準は普段の2倍必要と言われています。

腸内環境を整えて生産性を上げよう

糖質・脂質・たんぱく質の三大栄養素からルーティンを紹介してきましたが、ここからは腸内環境という観点からルーティンを考えていきたいと思います。

まずは腸内環境とパフォーマンスの関連性について説明します。

腸内環境とは、腸内にいる約1・5キログラムほどの1000兆個と言われる腸内細菌の状態を指します。

顕微鏡でいろいろな細菌がお花畑のように見えるので「腸内フローラ（腸内のお花畑）」とも言われています。

この腸内フローラの状態で性格が変わったり、太りやすくなったり、病気になりやすくなったりします。

また腸と脳は「腸脳相関」と言って腸の状態がそのまま脳へ伝わって脳のパフォーマンスを左右します。

ですから腸内環境をよくすることは生産性を上げる身体には必須と言えるのです。

腸内環境はどうやって判明するのか？

本当に腸内を見るなら大腸内視鏡検査になります。

腸壁などの状態ははっきり見えますが、いちばん見たい腸内細菌は洗浄されているので全然わかりません。

ちなみに大腸検査をするとたまにガンになる前のポリープが発見されることがあります。

そのポリープは検査時に簡単に除去することができます。

費用は病院にもよりますが、ポリープを除去しても2万円以下が相場です。

大腸ガンはガンの死因の1位ですが、ガンになるまでは長い期間を要します。

そのプロセスで検査し除去すれば、基本的には大腸ガンになることはありません。

今まで何名かのクライアントがプログラム中の検査でガン手前のポリープを発見し、命拾いしたことがあります。

40歳をすぎていて、一度も検査をしたことがないのでしたら、ぜひ一度おすすめします。

きれいな腸内でポリープが見つからなければ、当分検査しなくてもよいはずです。

では肝心の腸内細菌の状態はどうやったらわかるのでしょうか？

ネットでも可能な腸内環境検査などがあります。

以前はとても高額でしたが、大手企業から2万円程度でおもな菌の数、菌の多様性、太る菌とやせる菌の比率などを知ることができるようになりました。

ただ実際には腸内細菌は1000種類以上もあり、単純に善玉菌や悪玉菌には分類できないので目安程度になります。

そうなるといちばんよい腸内環境の状態を知るには「排便」を直接見ることです。

食べかすはうんこのたったの7パーセント以下です。

ほとんどの方が排便の大部分は食べカスと思っていますが、実際には腸内細菌の死骸がカスと同じく7パーセント、毎日はがれる小腸の腸壁が7パーセント、残り約80パーセントは水分になります。

水分は大腸が吸収し調整しているので、排便の水分状態で大腸の状態を理解することができ、排便の色や臭いで腸内細菌や腸の状態を把握することができます。

排便を自分で見るだけなら費用はかかりませんから、ぜひ、毎回チェックするルーティンを身につけてください。

腸内フローラを改善するシンバイオティクス

では、実際にどうやって腸内環境を変えればよいのでしょうか?

シンバイオティクスという方法があり、プロバイオティクスとプレバイオティクスを同時におこなうことを言います。

ヨーグルトなど善玉菌をそのまま食べるプロバイオティクスは、ほとんどの方が聞いたことがある方法です。

プレバイオティクスは善玉菌のエサである食物繊維やオリゴ糖をとる方法です。

同時におこなうと特に効果があると言われているので、腸内環境がよくない方はぜひシンバイオティクスをおこなうことをおすすめします。

プロバイオティクスを効果的におこなう方法

プロバイオティクスや腸内改善といえば、ヨーグルトしか思い浮かばない方が大半です。

植物性乳酸菌のほうが腸内に滞在する期間が長く、生きて届き、改善効果が高いという報告を多く聞きます。

もちろんヨーグルトによる改善報告も聞きますが、昨今は圧倒的に植物性乳酸菌のほうが報告事例が多いようです。

腸内環境が悪い人でいくらヨーグルトを食べても便秘がよくならず、便通がよくないクライアントでも植物性乳酸菌で改善する人が多くいました。

腸内環境の検査会社の方から「納豆を続けて食べるとほとんどの方の腸内環境が劇的に改善します」と直接聞いたこともあります。

もし植物性乳酸菌をとるルーティンが難しいのでしたら、ぜひ納豆を取り入れることをおすすめします。

腸内環境がととのって海外出張も積極的に！

60代前半のソフトウェアグループ会社の会長Uさんは、以前から健康に気をつかっていたものの、出張での体調管理がうまくいっていませんでした。

特に海外出張ではおなかを壊しがちで、仕事にも支障が出るほどストレスを抱えていたそうなので、腸内環境をととのえることを提案しました。

いろいろと試した結果、手軽で持ち運びもできる納豆と、大腸や腸内細菌によい影響を与えるオリーブオイルの組み合わせがご自身の腸にもっとも合うことがわかりました。

その後はオリーブオイルと納豆を出張に持っていくことで仕事上のトラブルもなくなり、今まで憂鬱だった海外出張も積極的に行くようになり、海外支社を軌道にのせることができました。

プレバイオティクスを効果的におこなう方法

プレバイオティクスには食物繊維とオリゴ糖の2種類をとる方法があります。

食物繊維の多い食事はとても難しいことなので、今回はオリゴ糖をおすすめします。

ヤーコン、いんげん、ごぼうなどがありますが、なかなか摂取することは難しいので、オリゴ糖シロップで考えてみます。

オリゴ糖シロップは甘みもありヨーグルトにかけたり料理に入れたりしてルーティン化しやすく、スーパーなどで簡単に手に入れることが可能です。

1000円以下で、大きなサイズがスーパーによく置いてありますが、純粋なオリゴ糖ではなく、砂糖や人工甘味料が入っていますので気をつけてください。

だいたい2000円以上なら純粋なオリゴ糖で、長く続けることがいちばん大事なので、純度が高く、手に入りやすいものを選ぶことがコツです。

外食で生産性を上げる方法

外食で生産性を上げるには健康的なお店に行くことです。

週に1回でもそういったお店に行かれると意識も変わるのでぜひおすすめです。

女性の方はその手の情報はかなり持っているのでヒアリングするとよいかもしれませんし、定食ものを注文するのもおすすめです。

そばとごはん、ラーメンとチャーハンなどのW糖質は太るうえに生産性が下がります。おいしいのでつい頼みたくなりますが、私も1カ月に1回くらいにおさえています。

牛丼などのファーストフードも今では豚汁やキムチなどのサイドメニューが豊富なので、それらを注文することで栄養的にも血糖値的にもリカバリーできます。

コンビニで生産性を上げる食事法

最近のコンビニは各社本当に企業努力されていて、身体によいものをいろいろ置いていますが、イチ押しは、スムージー系です。

今までの100円程度の野菜ジュースは栄養もほとんどなく砂糖水レベルでしたが、最近では少し値段が高く、栄養もバランスも二重丸のものが増えてきました。

また、具のしっかり入った豚汁や納豆なども充実しています。

おやつもカカオが豊富なチョコや低糖質のスイーツ、オメガ3が豊富なナッツ系など、ひと昔前では考えられないくらいの品揃えです。

リストからやれそうなルーティンを選んでチャレンジしてください。

好きなものを食べている生産性の高い成功者たち

実は私のクライアントの多くはランチを食べません。

夜の会食で思いっきり好きなものが食べたいというのが本音ですが、ほかにも大きな理由があります。

ランチタイムに食事へ行くのは混んでいることが多く、並んだり待ったりしなくてはならず、非効率的だと考えるからです。

また、混んでいるので、負のエネルギーも余計に使ってしまいます。

私もお昼のラッシュタイムにランチに行くことはまずありません。

その時間は逆にオフィスが静かで生産性も上がります。

まわりとのコミュニケーションや社風もありますので無理にとは言いませんが、そういった食事の時間帯や回数を無理なく新しいルーティンに変えられると劇的に生産性が上がります。

いつかチャレンジされることをおすすめします。

1日1食の毎日で、仕事と運動の時間を確保

50代前半の開業医師Hさんは1日3食でしたが、仕事の忙しさも手伝って、どんどん体重が増える一方でおなかも出て、疲れやすくなっていました。

そこで食事の見直しをしたところ、1日1食にすることに成功。

頭がすっきりとクリアになったのを実感されました。

特に今までランチをとっていた時間に仕事を前倒しすることで、帰りは3駅分ウォーキングする時間を確保することができました。

今も週に3、4回は大好きなイタリアンのフルコースとワインを楽しみながら、体型は学生時代に戻り、患者数も伸び、どんどん更新していると言います。

生産性を上げるピロリ菌検査

私がクライアントに強くおすすめする検査があります。

それは「ピロリ菌」の検査です。

ピロリ菌とは胃のなかに唯一存在する菌で、かわいい名前とは裏腹にヘリコプターのようなヒゲで胃の粘膜を傷つけます。

その傷がきっかけで胃潰瘍や胃ガンになると言われています。

その関連性は驚くほど高く、胃潰瘍も胃ガンも90パーセント以上がピロリ菌が原因という報告があります。

私も今まで3回も胃潰瘍にかかり、調べたらピロリ菌が「陽性」でした。

その後、除菌をし、それ以降はストレスフルな毎日を送っていても一度も胃潰瘍にはなっていません。

このピロリ菌は井戸水か母子感染しか感染ルートがなく、5歳までに感染していなければその後感染することはありませんので、5歳以降に一度検査するだけでいいのです。

しかも血液検査だけでなく通販で唾液でも正確に調べることができます。

胃潰瘍はものすごく痛く確実にパフォーマンスを下げるので除菌したほうが生産性は上がります。

それどころか胃ガンはガンの死因では3位で、年間5万人近くが亡くなっているので、生産性どころか人生が終わりになってしまいます。

最近はようやくピロリ菌検査の重要性が認識され、検査を受ける人も増えてきましたが、まだまだ受けていない人が多くいます。

私の年齢で2人にひとり、20歳以下でも10パーセントは感染していると予測されているので生産性を上げるためにもぜひ検査を受けてみてください。

私が身につけた（やめた）ルーティン100（4）

●運動（トレーニング）●

61 朝シャワーを浴びる

62 夕方か夜にジョギングする

63 朝腕立て伏せをする

64 朝腹筋をする

65 朝スクワットをする

66 週2回筋トレ30分（ジム）をする

67 週1回水泳する

68 夕方ジャンプスクワットする

69 ランやトレーニングはノースリーブなどの薄着でする

70 ランの時にもも上げ100回する

71 朝は全部屋をフロア用掃除道具で掃除をする

72 朝家の中を拭き掃除する

73 朝日を浴びる

74 カーテンを開けて空気を入れ替える

75 玄関を水拭きする

76 夕方ラジオ体操をする

77 階段を使うもしくはエスカレーターを上る

78 移動は早歩きする

79 朝イチオフィスについたらドローイング

80 週に1回はしっかりとヨガをおこなう

第4章

生産性の高い身体をつくる睡眠ルーティン

もっとも改善効果の高い睡眠ルーティン

食事ルーティンの改善は以前よりとても生産性の高い身体に変えるステップとして実感される方が多いやり方です。

ここで改善の手応えを感じると、ほとんどの方がもっとよくなりたいと欲が出てきます。

次に取り組むのは睡眠のルーティンづくりです。

この睡眠のルーティンづくりは、どの方にももっとも改善効果のあるジャンルです。

私は上級睡眠指導士という資格を取得しています。

この資格を取る前から独学でも勉強し、指導の現場で活用していました。

そもそも仕事がよくできて食事に気をつけている方でも、睡眠についてヒアリングするとここまで自分はダメだったのかと驚かれます。

日本は先進国でもっとも睡眠満足度が低いという調査があり、もっとも改善したいというのが「睡眠」です。

日本ではひと昔前まで寝る間もおしんで仕事をすることが「美徳」という文化があり、「四当五落」と言って、4時間睡眠なら合格するが5時間も寝ていたら不合格になるという言葉までありました。

実際には睡眠は時間ではなく質が大切なのですが……。

成功している人やトップクラスの人に聞くと、誰もが4時間睡眠でがんばっていた経験があると言います。

生産性を高めるために経験を多く積む時期があるのはいたしかたありません。

しかし、その時期が長く続くと脳も身体もどんどん調子が下がり、ある時期から生産性もどんどん下がっていきます。

ほとんどの方はそのことに気づいているので、どこかのタイミングでこの流れを変えようと思っています。

ところが睡眠は食事に比べて改善の難易度が高く、なかなか手をつけることが難しいのです。

ですから、食事ルーティンを変えてパフォーマンスを上げ、成功体験を積んで睡眠ルーティンに入るのがいちばん取り組みやすく身につきやすい方法といえます。

食事・睡眠のルーティンを改善し、以前より生産性が倍になり、ある営業マンは、業界中でトップまでのぼりつめました。

クリエイティブな仕事の方では、頭がクリアになり、よいアイディアがどんどん出るようになった方もたくさんいました。

睡眠ルーティンをつくる前に「睡眠の常識」をリセットする

睡眠のルーティンをつくる前に必ずやってほしいことがあります。

それは世の中にあふれている睡眠の常識をいったん忘れるということです。

睡眠上級指導士の私は、睡眠問題に取り組むドクターや研究者とも交流があり、睡眠系の本や学会など常に探求しています。

筑波大学には世界最高レベルの睡眠の研究所があります。

その研究所にはノーベル賞候補といわれる櫻井武先生を始め、睡眠の叡智が集められているのですが、そこですら睡眠のことはまだ解明されていないことばかりでわからないことが多いと言っています。

世の中には有名な睡眠に関する研究データがありますが、それらのほとんどが健全な人であっても最適睡眠時間を証明するには不十分な条件でおこなわれているのです。

さらにいえば、そういった研究から導かれる最適睡眠時間はあくまで平均値であり、実際は個人差が大きいのです。

最先端の睡眠研究者や現場で睡眠改善を指導しているドクターたちは口をそろえて「睡眠時間を7、8時間取らないといけないと思うことがいちばん睡眠に悪影響」と言っています。

厚生労働省も「健康づくりのための睡眠指針」のなかで「年齢や季節に応じて、昼間の眠気で困らない睡眠」が最適と明記しています。

実際に同一人物でも季節や年齢で最適睡眠時間は大きく変わります。

それどころか食事などの日中の過ごし方で日々変わるのです。

緯度の高い北欧などは夏と冬では太陽が出ている時間がまったく違うので、夏は4時間、冬は11時間などと3倍近く睡眠時間に差がある地域があります。

しかし現地の人が問題なくすごしているのに対して、同じ睡眠時間にこだわる旅行者のほうが睡眠障害を起こす事例から、そもそも睡眠時間にこだわりすぎることがマイナスだと理解できます。

最初のノンレム睡眠を睡眠深度レベル4に

生産性の高い身体をつくるためには、最初のノンレム睡眠をレベル4にする睡眠ルーティンを覚えてください。

睡眠状態は大きく2つにわかれます。

ひとつは「レム睡眠」といい、脳は活発に動いていていて身体は完全にスイッチオフになる

「身体の睡眠」です。

もうひとつは「ノンレム睡眠」といい、「脳の睡眠」です。

脳を休息させる「ノンレム睡眠」は、眠りの深さによって4段階にわかれます。

まず睡眠に入るとα波と呼ばれる脳波が減ります。

これが50パーセントまで減少すると睡眠が始まったとみなされ、睡眠深度がレベル1になります。

その後、紡錘《ぼうすい》波と呼ばれる脳波が出ると本格的な睡眠に入ったとされ、睡眠深度がレベル2となり、このあたりからデルタ波という脳波が出て、脳波全体の20パーセントを超えると睡眠深度がレベル3になったとされます。

さらにデルタ波が50パーセントを超えると睡眠深度がレベル4になり、もっとも深い睡眠状態になります。

なぜ最初のノンレム睡眠を「レベル4」にすることにこだわるのかについては理由があります。

睡眠深度がレベル4で50パーセントを超えるデルタ波が出ると成長ホルモンを始めさま

ざまなホルモンの分泌が急激に増え、記憶の定着率が上がることがわかっています。

ですから睡眠効果を最大にするには睡眠深度をレベル4にすることが大切なのです。

また「レム―ノンレム睡眠」は基本90分という周期で繰り返されるので、ノンレム睡眠はどんどん浅くなります。

ですから最初に睡眠深度をレベル4に達しなければ、その後どんなに工夫しても深度4になることはないのです。

最初のノンレム睡眠が深くなることだけを考えれば、あとは自動的にすべての睡眠がうまくいくというわけです。

睡眠環境を快適化

それでは実際に睡眠深度をレベル4にするためには、どうしたらよいでしょうか。

答えは睡眠環境を変えることです。

いったん変えてしまえば自動的に深度はレベル4になるので非常におすすめです。

私も睡眠学を学ぶまでよく知らなかったのですが、寝るときの環境は、睡眠の深さにとても影響します。

寝ていても外部からの刺激に身体が反応している状態の方は多くいます。

それでは、睡眠環境について順に説明していきます。

温度&湿度

睡眠の深さにとても影響のあるのが温度と湿度です。

まず夏の寝室の温度は26℃がもっとも睡眠が深くなるという報告があります。

夏のオフィスは28℃が推奨されていますが、寝るときは少し低い温度で薄いふとんをかけるのが有効のようです。

クーラーは節約のために寝入る直前にもしくは、短時間で切れるようにしている人も多いと思います。

しかし、そうするとすぐに室温が戻ってしまい睡眠の質がかえって下がってしまうことになるので、寝る30分ほど前からつけて、朝方の涼しくなる時間まで、クーラーをかけることをおすすめします。

また湿度は50〜60パーセントが夏でも冬でもベストです。

夏に湿度が高いと体温が下がらず、深い睡眠に入ることができません。

私も以前は、湿度が高く寝苦しい日でもクーラーをつけずにがんばっていましたが、今ではクーラーを活用して、真夏でも深い睡眠を取っています。

ふとんの清潔状態

ふとんは家のなかでもっともダニが生息しているところです。

一説にはふとん1枚に32万匹いるといわれています。

もちろんダニ程度で大事にはいたりませんが、やはり少ないほうが睡眠を深くします。

ダニを退治するには天日干しをされる方が多いですが、残念ながら効果はほとんどありません。

もっとも有効な方法は、ふとん乾燥機です。

今はコンパクトで1万円以下のものがいろんなメーカーから出ています。

これでダニはほぼ全滅します。

また、ふとん乾燥機を使うとふとんがふかふかになり、気持ちよく眠ることができるおまけまでついてきます。

ダニを殺しても死骸が残るので、掃除機で吸い取る必要があります。

最近ではふとん専用の掃除機などが出ていますが、とても使いづらいとよく聞きますので、通常の掃除機に別売りの掃除用アタッチメントをつけるほうがはるかに安く、掃除もしやすいかと思います。

マットレス

昨今の睡眠ブームからメーカー各社はとても力を入れて研究開発しています。

今使っているマットレスが10年以上使っているなら、不満があろうがなかろうが、ぜひ買い換えることをおすすめします。

交換することで効果がぐんと上がります。

最近のトレンドは高反発タイプのマットレスで寝返りを打ちやすくして疲れを取ろうというもので人気があります。

ただし、アスリートや筋肉質の人には圧倒的に効果がありますが、それほど筋肉がない人や女性には、そこまで効果があるわけではないようです。

お店に行って直接試されることを強くおすすめします。

マットレスの相性は人それぞれとても違うので、あまり購入者レビューを鵜呑みにせず、自分の感覚を大切にしてください。

まくら

マットレスほどお値段が高くないので、手軽に買い換えられるでしょう。

高さが高いものは首に負担がかかっておすすめできませんが、その点以外は完全に好みです。

この機会にまくらをやめてバスタオルに変える方も多く、とても評判がよいです。

このバスタオルまくらは毎日洗濯できるので、とても清潔なまくらになるというメリットもあります。

最近ではまくら専門店もあちこちにできてきて、いろいろなまくらが楽しめる時代です。以前は2万円以上していたオーダーメイドまくらも最近では1万円以下で十分手に入るので、ぜひいろいろ検討してみてくださいね。

パジャマ

睡眠サポートをするまで全然知識がなかったのですが、今の日本人は寝るときにスウェットかジャージを着て寝る人がもっとも多いそうです。

実際に指導の現場でヒアリングするとエグゼクティブも含めて「あの店のスウェット」と答える方がダントツに多いです。

たしかにスウェットはコンビニなどちょっとした外出もできるのでとても便利です。

しかしこと睡眠の質に関していえばあまりおすすめではありません。

まず、手足の開放感が少ないので、睡眠中にリラックスがしにくいです。

素材も、パジャマに比べて吸水性が低いのです。

実際にパジャマに変えると睡眠に入るまでの時間が短くなったり、夜中に起きる回数が減ったりするというデータも出ています。

シルクやオーガニックコットンを使ったパジャマは、みなさんからとてもよい評判を聞きますし、特にシルクは肌の抵抗がもっとも小さく、身体に与えるストレスが最小なうえ、水分保持も10パーセントと理想的で静電気も除去してくれます。

私も実際にシルクのパジャマで寝ていますが、もう以前のスウェットに戻すことは考えられません。

少し高価ですが対費用効果はとても高いと思います。

またパジャマに変えることは入眠儀式になります。

スウェットだとだらだら日常を引きずってしまいがちですが、パジャマに着替えるとリラックスモードになり、仕事を頭から離すことになるはずです。

良質な睡眠をとるルーティン

40代後半の大手保険会社マネージャーIさんは、毎日の疲れがたまりすぎて、朝礼でのミーティングを始め朝から全力が出せないことに悩んでいました。

以前からおこなっていた仕事後の少年剣道の指導も着替える体力すら残っておらず、スーツ姿のままで行っていました。

そこで、まずは自身の生活リズムを整えることを提案しました。

寝る前はシャワーではなく、しっかりお風呂に入り、筋膜リリースをして、パジャマを着て就寝します。

そうすることで熟睡でき、朝の目覚めがよくなります。

まずこのやり方をルーティン化させ、その後、菓子パンだった朝食を朝イチマヌカハニー、和食に変えることも身につけました。

その結果、朝礼から元気で、夕方は子どもたちに直接指導できるほどに回復しました。

そのおかげで会社での自分のチームが140チーム中1位に、少年剣道の小学生の部では全国大会に出場するまでに実力を発揮できるまでになりました。

光をマネジメントする

睡眠深度レベルと光は密接な関係があり、寝る前だけでなく、実は寝ているときの光ですら睡眠深度レベルに影響することがわかっています。

最初のノンレム睡眠をレベル4にするには、寝る前に強い光を浴びないことが最重要なので、寝る前に強い光を浴びると睡眠ホルモンであるメラトニンの生成が減り、出現が30分以上遅れます。

メラトニンは睡眠深度レベルと関連していますから、寝る前は強い光にどう対処するかが、とても大事なのです。

また睡眠中はまぶたを閉じていますが、10ルクス（豆球の明かり）以上の明かりは寝ていても睡眠を浅くすることがわかっています。

ちなみに世間で悪者扱いされているブルーライトですが、ほかの光に比べ明確に睡眠の質を落とすエビデンスは出ていません。

ただし、ブルーライトは私たちが生活のなかで浴びる光ではもっとも目に影響がありますので、そこは注意が必要だと考えています。

よい眠りの鉄則

まず、スマホを寝る前に見ないことです。

理想は寝る1時間前から見ないことですが、いきなり1時間はストレスがたまって失敗しがちなので、寝る前15分が成功したら、30分、1時間と増やしていくと成功しやすくなります。

タブレットやパソコンはスマホより簡単に手離せる人が多いです。

スマホを見ないようにするコツは、目覚ましに使わないことです。

多くの方が秒針の音がしない置き時計を使っています。

そうすると必然的にスマホを寝る場所から少し離れた場所で充電できます。

タブレットやスマホには「ナイトモード」という自動的に夜になると画面の光を少し暗くしてくれる機能があり、これまたなかなか好評です。

ブルーライトカットのシートやメガネは暗すぎる、面倒くさいなどとあまり評判がよくないことと、個人差もあるので、いろいろ試されるとよいと思います。

次にコンビニやスーパーなど明るい場所にはなるべく夜遅くに行かないことをおすすめしますが、もし、どうしても夜に立ち寄らなければならない人は、先ほどのブルーライトカットのメガネで対処する方法もありです。

そして家の照明ですが、もし可能であればワット数を落とさなくても白っぽい昼白光からオレンジ色っぽい電球色に変えるだけで睡眠によい影響が出ます。

お風呂の電気を消してアロマキャンドルだけにしたり、外の電気だけで入る工夫をしている人も多いですし、私もお風呂の電気はつけずに入っていますが、目に優しいだけでなく、リラックス度が上がり睡眠によい影響があると感じています。

間接照明にするのは理想ですが、可能な範囲で工夫してみてください。

次は寝室の光ですが、よほど心配性でなければ暗ければ暗いほど睡眠が深くなります。夜、外の光が入ってこないなら薄いカーテンでもよいですが、夜カーテン越しに光が入るようなら「遮光1級」などのカーテンに変えられることをおすすめします。

このような工夫で夜中に起きる回数が激減したり、寝起きがすっきりするといった改善事例を多く聞きます。

体温をマネジメントする

人は体温が高い状態から下がるときにもっとも眠くなり、深い睡眠に入ることができます。

夏の寝苦しいときは熟睡できませんが、体温が下がらないということが最大の理由です。今まで寝つきが悪かった人が、体温をマネジメントするようになったら、すぐ寝られるようになったというケースも多くみられます。

もちろん寝つきの悪い理由は人それぞれいろいろありますが、体温に注目することでとても睡眠を深くできるので覚えておいてソンはありません。

体温がもともと低い方は先に体温を上げる必要があり、寝る前に下がってしまうと寝つきがよくないということになるのです。

温めの鉄則

まずもともと体温が高い人以外は、体温を上げる必要があります。

そうするには運動と入浴のどちらか、もしくは両方が必要という選択肢になります。

運動は寝る直前に激しい運動以外であればなんでも自由です。

ウォーキングでも続けられることであればなんでもかまいません。

お風呂に関しては、やはりシャワーでなく入浴が圧倒的に体温を上げます。

ただ42℃以上のお風呂は交感神経のスイッチが入ってしまうので、睡眠の質を下げる可能性があります。

その後体温を下げるには、ストレッチや深呼吸、リラックス系のヨガ、音楽、読書、アロマ、日記やメモなど自分にとってのリラックスであれば自然に体温は下がっていきます。

夏などは扇風機やクーラーに当たるなど直接的な方法でも効果があります。

控えてもらいたいことは夕方以降のうたた寝です。

帰りの電車、帰宅してからのソファなどついやってしまいがちですが、いったん体温が下がってしまうと、いざ本当に寝るときに寝つけないことになってしまいます。

夕方以降のうたた寝をやめることができたケースが、いちばん睡眠改善に効果があったということを耳にします。

もしうたた寝してしまったら、もう一度体温を上げるために入浴するなどの工夫をすることです。

食事をマネジメントする

同じ睡眠時間でも、前日何を食べたかによって寝起きや翌日の生産性に影響することは誰もが体感したことがあるでしょう。

極端な例ですが、地球上でいちばん寝るコアラもユーカリ以外の消化によいエサを食べるととても睡眠時間が短くなるそうです。

寝ているときは、すべての臓器は寝ないにしても機能を下げます。

それでもものを食べてしまうと寝ていても胃はとても激しく動いています。

胃液を出して食べたものをこねくり回して、腸にどんどん送る動きをします。

この状態が激しく身体のなかで起こっているために、深い眠りに入ることは難しくなります。

ですから、基本的に胃の活動は寝ているときには終わっていることが大切です。

「寝る3時間前に食事をすませましょう」といわれているのは太るからというより、むしろ深い睡眠に入るためといっても過言ではありません。

胃ほどではありませんが、腸にとって刺激が強いものや吸収しにくい食べものも睡眠を浅くしてしまいます。

カフェインの影響は大きいです。

個人差はありますが、カフェインが影響する時間は8時間です。

睡眠を浅くしてしまうのはその半分くらいの4時間程度と言われています。

ですから就寝時間から逆算して、4時間前からはカフェインが入っていないものをとるようにすると睡眠が深くなります。

カフェインを飲んでいても私はすぐ寝ることができると言う人がいますが、寝ていてもカフェインは効果を発揮して睡眠を浅くしています。

寝ることができることと睡眠の深さは違うので注意が必要です。

最後はアルコールについてです。

アルコールは飲むと眠くなるので、睡眠によいように思え、実際入眠には有効に働きますが、その後すぐに脳を覚醒させて深い眠りを妨げます。

またトイレに起きやすくなったり、いびきをかきやすくなって、口呼吸となり、体内の酸素が不足し、睡眠にはとてもマイナスなのです。

対策として、アルコールを飲むときにチェイサーの水も同時に飲むことをおすすめしますし、さらに飲みの後半や飲んだあとにスポーツドリンクを飲むことです。

水はそれほど大量に飲むことはできませんが、スポーツドリンクは吸収しやすいことから苦労なく飲める人が多いです。

アルコールが好きな人は多いので、実際にこういった工夫をして楽しみながら、深い睡眠を手に入れています。

朝イチから生産性を上げるためのルーティン

生産性が高い人は、朝から質の高い仕事ができる人のイメージがあると思いますが、多くの人は起きてから、しばらく時間がたたないと本調子になることができません。

朝活なんてＳＮＳくらいしかできない人がごまんといます。

朝イチから活動できない理由を自分が朝に向いてないと勘違いしています。

今まで多くのクライアントの睡眠をサポートしてわかったことは、実はほとんどの人が朝イチから生産性の高い活動ができるということです。

「人の活動力は体温と比例する」

人の体温がもっとも低い時間は朝の５時と言われます。

早起きで活動することは、誰であっても大変なことです。

もともと体温が低い人は起きるだけで大仕事です。

朝型とか夜型と言われるのは体温リズムでほとんど決まります。

ですから工夫して朝イチから体温を上げれば、活動的になります。

そして長期間それを続ければ、体温リズムも朝型にシフトします。

全然シフトしない人もいますが、体質ではなく体温なので、ルーティンを増やしていけば、あなたも朝イチから生産性が高い身体に変わっていきます。

体温を上げるもっとも簡単な方法

いちばん簡単なのは外部からの刺激です。

なかでも太陽の光を浴びることです。

ただ冬やくもりの日にはあまり使えないので頼りすぎは禁物です。

ちょっと手間ですが、お風呂に入る人もいます。

シャワーも有効です。

夜と違って42℃以上の熱めのお湯がより体温が上がり交感神経のスイッチも入ります。

次は食事です。

ただし寝起きは内臓も寝ていますので、細心の注意が必要です。

まず基本はコップ1杯の水からです。

これだけで胃や腸が動き出すことがわかっています。

夜は汗をかいて血液中の水分が少なくなっていますので、その点でもとても有効です。

体温が低い女性は白湯がベストですが、ポットなどがないと手間かもしれません。

食べものでいちばんおすすめは「はちみつ」です。

私もマヌカハニーというはちみつを朝イチにスプーン1杯食べますが、身体にエネルギーがみなぎってきます。

はちみつは食べやすく用意が簡単なので、指導の現場でも非常に人気があります。

あとはフルーツ。

水分の多い柑橘系などが食べやすいと思います。

生のフルーツは酵素が入っていますし、消化がラクで早いので、朝イチの食事には最適です。

食事以外では身体を動かすことです。

これがいちばんハードルが高いのです。

こういったことができるようになればもう朝イチから生産性の高い身体になっていると言っても過言ではありません。

エグゼクティブの多くは起きてから軽く飲むか食事をしてウォーキングをします。ジョギングは朝イチはケガをするリスクが高いので朝2くらいにしましょう。

現実的によくルーティンにされるのが朝の掃除です。

おすすめはフロア用の使い捨てシートで利用する掃除道具です。

掃除機のように音が出ず、朝はほこりが下に全部たまっていますので、たくさんのほこりが取れます。

私も毎朝使っていて、1日の掃除はこれだけで終わりです。

そしてその後シャワーを浴び、着替えたら仕事モードです。

日常しなければならないことを朝ルーティンにして、ぜひ体温を上げてください。

朝ルーティンがスムーズにできるコツは、すべて前日に準備しておくことです。

食べるはちみつ、うがい用のコップ、掃除するぞうきん、フロア用の掃除道具など、すべて探さなくても、何も考えずとも手に取れる場所に置いておくことです。

朝はまだ頭が働いていないので探すことがとてもストレスになります。

頭を使わずにルーティンをこなし、身体も頭もエンジンをかけていくイメージです。

その後の仕事や読書も同じで、前日に何を読むか何に取りかかるかを決めておくのです。朝活をしている人の多くは「今日は何をしようかな？」と考えたり、惰性でＳＮＳをしたりする人が多いそうです。

朝からリズムよく身体と頭を使うには事前準備を必ずしてください。

食事や行動のマネジメントでミスが激減！

30代後半の大手保険会社営業部Ｈさんは朝が弱く、出社も遅刻ギリギリで、朝は調子が出ないタイプでした。

しかも仕事上では書類ミスがとても多く、信用と時間をロスしていることを自覚し、改善策を求めていました。

ヒアリングをしたところ、コーヒー好きで夜も何杯も飲んでいること、寝るときもスマホをやりながらということでした。

夜のカフェインと就寝前のスマホはやめる提案をしました。

それらのルーティン化に成功すると、夜はしっかり熟睡することができ、苦手だった早起きができるようになりました。

朝も余裕を持って出社して、仕事前に書類のチェックや準備をおこなうように変わりました。

月間ミスもゼロになり、その年の地区内営業部売り上げ1位を見事勝ち取ることができました。

生産性を上げる最強の睡眠「パワーナップ」

最近日本でも導入する会社が出てきているので、聞いたことがある人もいるかもしれませんが、「パワーナップ」とは10〜30分程度の短い仮眠のことです。

正しくおこなうと、認知能力や注意力が格段に向上することがさまざまな実験でわかっています。

日本ではまだパワーナップをしている人はほとんどいませんし、風土的に海外よりパワーナップの文化が根づきにくいと感じます。

だからこそわずか10分程度で脳を休息させ、能力が向上するこのスキルをルーティン化することで圧倒的に差をつけられます。

しかし、ほとんどの人が生産性が高い時間帯を午前中の後半か夕方と答えます。

午後から夕方にかけての時間帯は生産性が低く惰性で仕事している状態です。

以前はそれをバイオリズムととらえて軽めの仕事や人と会う仕事にあてていましたが、「パワーナップ」をうまくできるようになってからは午後も創造性を発揮する仕事ができるようになりました。

パワーナップ後は、午前や夕方の生産性が高い状態をつくることができるのでとても得した気分です。

もしできる環境であれば、ぜひルーティンに入れることを強くおすすめします。

パワーナップはあくまで仮眠で昼寝ではありません。

適当におこなうと逆に生産性を下げてしまいます。

もっとも大切なことは時間です。

個人差はもちろんありますが、それでも30分を超えてはいけません。

10〜20分の間で自分ができそうな時間から始めるのがもっともおすすめです。

暗くて静かな場所が確保できるのが理想ですが、実際にはそのようなシチュエーションはほとんどありませんので、アイマスクや耳栓などを使って工夫するとよいパワーナップをすることが可能です。

実際の現場でみなさんいちばん困るのが、寝すぎて起きられないことです。

逆にその不安でパワーナップできない人も多くいます。

その対策として海外のエグゼクティブは、パワーナップの前にコーヒーを飲む人が多いです。

カフェインは20分後から覚醒効果が出るのを利用していますが、すぐ効く感じのする人には不向きです。

実際の現場では、小型のキッチンタイマーをみなさん使われています。

私も手のひらサイズのタイマーをバイブモードにしてパワーナップをしています。

超短眠になると人生が変わる

私の友人に1日45分睡眠を8年以上続けている人がいます。

このような短い睡眠時間で生きている人を「ショートスリーパー」と呼びます。

堀大輔さんといい、今まで1000人以上の方をショートスリーパーに変身させていて、睡眠に関わる仕事をしていると、多く寝られることが決して健康的とかパフォーマンスが高いこととは結びついていないことがよくわかります。

アスリートや一部のロングスリーパーを除いて、むしろ仕事ができる人や経営者は睡眠時間が短い方がパフォーマンスが高い感覚があります。

もちろん質の悪い睡眠で短時間だととてもまずいですが、生産性が高く睡眠時間が短い人は例外なく深い睡眠がとれている感じがします。

能力が同じなら短眠のほうがたくさん仕事を処理する時間ができるので、早く出世したり早く稼げるようになったりするので有利です。

今、仕事は量から質にシフトしてきていますが、質を上げるために一定期間は量をこなすことが必要です。

また質の高い仕事をするには、仕事以外でのインプットが不可欠です。

そのような場合でも短眠のほうが圧倒的に有利です。

さらに3時間以下の超短眠になるとその優位性は比較になりません。

思いっきり仕事して思いっきり遊ぶことも可能です（体力が必要ですが）。

全然違う仕事を同時にフルですることも可能です。

私は生産性の高い身体づくりをサポートしていますが、その最大の理由は人生を最大限に生きてもらいたいと願っているからです。

そういう意味では、深い睡眠ができるようになって、短い睡眠でも日中元気ですごすようになることは理想的です。

人生が2倍とまでは言いませんが、少なくとも激変することは間違いありません。

超短眠で人生がよいほうに激変した人を今まで何人も見ています。

みなさんも超短眠までとは言いませんが、ぜひ深くて短い睡眠で人生をフルに生きてください。

私が身につけた（やめた）ルーティン100（5）

● その他の習慣 ●

81　朝起きたらうがいする
82　朝コップ1杯の水を飲む
83　出社前にアロマをたく
84　午前中遠くの緑を見る
85　湯シャンをする
86　肌着は自然素材のものを身につける
87　足を組んだら、同じ時間を反対に組む
88　マインドフルネス5分
89　3〜6カ月に1回ファスティングする
90　カバンは交互の手で持つ（極力リュックにする）
91　外出して帰ったらうがいする
92　2日に1回は精子を出す
93　月に1回は自然の多いところに行く
94　鏡を見たら姿勢チェック
95　朝、鏡でスマイルトレーニング（顔色も見る）
96　お風呂では、鼻の穴を洗う
97　月に1回爆食いして、胃腸をびっくりさせる
98　おやつはナッツ（ナチュラルな）をとる（おなかが減らなけれとらない）
99　1日1回水素水を飲む
100　週に2回はマウスウォッシャーで歯ぐきのケアをする

第5章

生産性の高い身体をつくる運動ルーティン

運動には「トレーニング」と「コンディショニング」がある

生産性を意識した「食事」「睡眠」のルーティンで身体変化を実感できたら、次に運動を組み込めばより進化を実感できることと思います。

しかし運動のルーティン化は、今までよりさらに念入りに工夫しないと成功しません。

「運動」には「トレーニング」と「コンディショニング」の2種類があり、それぞれの特性をうまく活用することです。

運動は身体を動かすことと思いがちですが、動かし方や強度によって身体に与える影響が違います。

身体に強い刺激を与えて進化させる「トレーニング」と、身体の調子や疲れを回復させる「コンディショニング」の2種類があります。

この2種類はまったく効果が違います。

とても軽めのジョギングは身体の疲れをとってリフレッシュしてくれますが、きつめのジョギングだと心肺機能や脳神経を向上させてくれますが、疲れはたまります。ヨガも流派やポーズで、身体をリラックスさせるタイプなのか、身体の機能を上げるのかの違いがあります。

生産性を上げる身体をつくるには、今やっている運動がどんな効果を狙っているのかを強く意識することが重要なのです。

運動をするときに必ず身体の疲れや調子を取り戻すためにコンディショニングをするのか、疲れてもいいから身体の機能を上げるトレーニングをするのかを決めて取りかかる必要があるのです。

疲れがたまってなかなか取れないときにトレーニングをすれば、余計に疲れがたまってしまいます。

かといってコンディショニングだけでは疲れに対処するだけで終わってしまい、根本的な解決にはなりません。

生産性の高い身体とは、本来疲れにくい身体のことですから、トレーニングをして本質的に変えなければいつまでたっても元のレベル以上にはなりません。

このように運動を2つにわけて考えることができるようになると、漠然と考えて運動しているときよりも生産性を上げる運動のルーティンが成功する確率が格段に上がります。

生産性を上げるには「コンディショニング」

食事も睡眠もとても改善されたとしても、まだ日ごろの疲れが十分に取れているわけではない人もたくさんいると思います。

おそらく長時間のパソコンやスマホの操作で肩や首に疲れがたまっていたり、重いカバンを片方で持って左右のゆがみが生じたりしていることでしょう。

体育会系で丈夫な身体の持ち主でしたら、トレーニングから始めてもよいのですが、現時点で疲れやコリを感じているのなら、コンディショニングから始めることを強くおすすめします。

トップアスリートでさえ、トレーニングの効果を最大化するためにコンディショニングを運動の前後に念入りに取り入れています。

アスリートでさえそうなのですから、一般の人は日常での疲れやコリを先にコンディショニングで取ってからトレーニングとしての運動をすることが大切です。

動かなくても身体は疲労する

コンディショニングをおこなう前に、必ず知っておかなくてはいけないことがあります。

筋肉というのは動かさなくても身体は疲労し、コリも発生するということです。

多くの人たちは筋肉は使うことで疲労すると思っていますが、使わないほうがむしろ疲れるのです。

パソコンやスマホを操作しているときは猫背で画面に集中しているはずです。

このとき首には約5キロの頭が乗っているため、負担がずっとかかっています。

また、画面に集中して身体を動かしていないことから、筋肉や血管は硬くなっています。血流が悪くなり、疲労物質が流れにくくなり、疲れがたまります。

座っているのが2時間以上続くと、タバコを吸う人より病気のリスクが高まるというデータもあるほどです。

これらはすべて動かさないことが原因で起こることなのです。

参考までに、世界中でもっとも座っている時間が長いのは日本人です。

そしてもっとも席を立たないのも日本人になるので、私たちはとても危険です。

長時間座っていると、筋肉ポンプ作用といわれる足が使えないので血流が悪くなります。

立っているより座っているほうが脚が圧迫されているので、血のめぐりがすぐに悪くなり、長時間座っていると血を固めるホルモンが分泌されるため血液がドロドロになります。

ですから普段メタボでなく正常な血液の人でも座り続けると生産性が下がり、それだけでなく健康リスクが格段に高まってしまうのです。

個人のクセや職業によって、ある一部の筋肉だけを使って固まっている状態も同じことを意味します。

自分は力仕事じゃないし、トレーニングもしていないから疲れはたまっていないというのは完全な勘違いです。

オフィスでできる「コンディショニング」

ハードな運動をしなくても身体に疲れがたまるプロセスが理解できれば、それを解消するプロセスもわかりやすいと思います。

同じ姿勢を続けることがなによりよくないので、まずその姿勢をやめることです。

座っている状態から少し立つだけで筋肉や血流が解放され、身体がリセットされます。

スマホもいったん手を止めて深呼吸するだけで血流が戻り、リセットされます。

同じ姿勢をいったん解放するだけで多くの効果が期待でき、ルーティンを身につけるだけで疲れのたまり具合を変化させることができるのです。

この際、いろいろなコンディショニングのルーティン化を図り、疲れにくい身体に変えていくことです。

同じ姿勢をやめることができたら、軽く肩や首を回して「ほぐす」だけでさらに筋肉がゆるみ血流がよくなります。

海外のエグゼクティブは、ボールやローラーを使った筋膜リリースをおこなうことが常識になっています。

オフィスや出張では当たり前です。

身体の筋肉は全身を1枚のソーセージの皮のように筋膜で包まれているのですが、オフィスワークをしているうちにその筋膜と筋肉がずれてしまいます。

そうすると疲れやコリを発生させるので、正しい位置に戻すと考えるのが筋膜リリースというやり方です。

同じ姿勢を変え、ほぐすルーティンができるようになると以前より疲れがたまらなくなり、コリを解消してくれるはずです。

次は疲労物質を「流す」です。

いちばん簡単な方法は歩くことです。

座っている姿勢から立つだけで血流は改善されますが、さらに歩くとふくらはぎや太ももの筋肉ポンプが作用して血流を促進させます。

早歩きや軽めのジョギング、階段の昇り降り、軽い体操やダンスや踊りはすべて血流を促進させ疲労物質を流します。

あくまで「流す」ことが目的ですから疲れるほど激しくおこなう必要はありません。

「同じ姿勢を変える」「ほぐす」「流す」の最後は「伸ばす」です。

身体がほぐれて血流をよくしたあとにストレッチなどで筋肉を伸ばすとさらに疲れがとれ筋肉が伸び、元通りになります。

いきなりストレッチすることは危険

プロアスリートはトレーニングや試合の前に、ストレッチから身体を伸ばすことはまずありません。

なぜなら運動前にストレッチをおこなうと、運動スピードや筋肉の反射スピードが下がってしまうことがわかっているからです。

ストレッチはゆっくり伸ばすことでリラックス状態にするので、これから運動をするには不向きです。

筋肉が温まっていない状態でいきなり伸ばすと、筋肉の繊維が切れたり傷めたりする危険性があります。

それが、ストレッチは運動前におこなうことは避けたほうがよいといわれる理由です。

また、運動後であってもすぐに筋肉を伸ばすことはあまりおすすめできません。

筋膜と筋肉はずれてしまっているので筋膜リリースが大切になるのです。

私がアメリカのスポーツ施設を見学した際、90パーセント以上のアスリートがトレーニング後は筋膜リリースをおこなっていました。

動かさないことで起こる筋肉疲労にも同じことが言え、筋膜とずれた状態で筋肉を伸ばすと疲れが取れないどころか痛めてしまう可能性があるということです。

筋温が低い状態や寒い部屋でいきなりストレッチすることも危険です。

筋肉の温度が低く、血流がよくない状況で筋肉を伸ばすと、うまく血液が流れず筋肉内の毛細血管を損傷する可能性が出てきます。

ストレッチのタイミングとしては、いきなりおこなうのではなく、温めてほぐし、流してからおこなうことが非常に重要です。

自宅でおこなう「コンディショニング」

家でもオフィスでも基本的な考え方は同じです。

自宅ではお風呂がおすすめです。

シャワーで汚れは落ちますが、疲労回復効果はありません。

さらに入浴後はもっとも筋肉が伸びやすく、ゆがみを整えやすいので湯船に浸かることをぜひおすすめします。

そして、自宅ではオフィスではできないレベルでストレッチをするとよいでしょう。

オフィスワークで縮みやすい胸や脚などを中心におこないます。

自宅で身体のケアを意識的にしている大半の人はストレッチポールを使っており、毎日少しでも使えば、ほとんどの人が整体に行く必要がなくなります。

ポールの上でリラックスして肩甲骨や背中や下半身を動かすだけでどんどん身体がほぐれ、正しい位置に整っていきます。

5分程度でいくつかの決められた動作をするだけで劇的に効果を感じ、ポールに乗ってゆらゆらするだけでもとても身体をリセットしてくれます。

以前は1万円近くして大変高価でしたが、最近は安くてもそれほど不具合のないストレッチポールがたくさん売っているので気軽に始められます。

入浴や身体ケアでコンディショニングを徹底したら業績が回復！

30代半ばの大手保険会社勤務のMさんは、全国4000人以上のなかで3位の営業成績をとりましたが、過労のためいつもフラフラで、挙句の果ては仕事中に救急車で運ばれる事態になってしまいました。

そこで、疲れがたまらないようにするため、帰宅後はお風呂につかり身体のケアをして、就寝前にはアロマオイルをセットして熟睡。

こうしてコンディショニングのルーティン化に成功すると、以前とった3位の年の2倍の件数を契約するほど業績が伸び、それでいて休日に遊べるくらい疲労回復がスムーズになりました。

その後、営業成績1位を獲得しました。

コンディショニングとトレーニングでぎっくり腰改善！

50代半ばの娯楽産業グループ会社代表Yさんは、もともとスポーツマンでしたが、ぎっくり腰をやって以来、ほとんどスポーツができなくなりました。

そのストレスもあったのか調子が上がらず、おなかもぽっこり出てきて、仕事のパフォーマンスも下がっていきました。

そこで、朝はいきなり起き上がらず、身体が目覚めてから腰を伸ばすストレッチや腰をねじる動きをおこなって腰の柔軟性を取り戻し、夜は、骨盤を前後左右に動かしなら腰の機能を強化するトレーニングをおこないました。

また、きつい姿勢を維持するコアトレと呼ばれるトレーニングでインナーマッスルの強化もおこない、これらのルーティン化に取り組みました。

結果、仕事のパフォーマンスが上がったうえ、腰の痛みがなくなりスポーツもできるようになりました。

今では自転車やランの大会にも出場。その影響は幹部だけなく、社員に伝わり会社が中小企業部門で当時県で4社しか認定のない健康経営優良法人を取得しました。

トレーニングがルーティン化しにくい理由

トレーニングは身体にとても強い負荷をかけて、今より身体を進化させることです。ですから食事もいい加減で、睡眠もきちんとできず、疲れもたまっていてはトレーニングが続かないのは当たり前、三日坊主で終わるのは当然のことです。

短期間のダイエットジムは高額を支払って目標設定をしているので、2、3カ月はなんとか持ちますが、その後続けることが困難になります。

「食事」「睡眠」をしっかり整えておかないと、おまけにコンディショニングで日ごろの疲れがたまりにくくしておかないと、トレーニングしてもそのつらさが快適にはなりません。

トレーニングはいったん身体を壊して前より強く再生するしくみなので、短い視点で見ると生産性が下がる時期があるのです。

ですからこの時期を早く乗り超えるためにも、先に身体を整えトレーニングの回復が早くなるようにすべてのことをしっかりおこないます。

しかし、ほとんどの方は、そういったことを理解しないまま、また知っていても準備や回復までおこなえず、デメリットが多い状態が続き、挫折してしまうのです。

トレーニングがもっとも生産性を上げるルーティン

人間は誰でも老化します。

個人差はありますが、基本的に20歳を超えると身体も脳も老化し退化していきます。

食事や睡眠をきちんととることでその老化のスピードを遅らせることは可能です。

また現時点の状態をよくすることも可能です。

それでも身体を進化させたり、若返らせたりすることはできません。

しかし、トレーニングにはそういった部分があります。

筋肉量、柔軟性、スタミナ、脳神経や海馬の大きさ、また若さに関連するホルモンの分泌量などはトレーニングよって向上します。

トレーニングは、自然の摂理に逆らっていることでもあるので痛みやつらさをともないます。

しかし、ここからさら人生や仕事の質を上げ、長く働き続けたいのなら、トレーニングがもっとも有効な手段です。

今の身体でラクにはできない負荷を身体に与えます。

仕事も今までのスキルで簡単にできることばかりしていたら、どんどん退化していくでしょう。

身体もそれと同じです。

今の自分より少し背伸びして、やっとできることをチャレンジし続けなければ成長などありえません。

しかしそれはとても難しく大変なこと。トレーニング前にしっかり整えていろいろな工夫をし、なんとかルーティン化させましょう。

トレーニングの種類と効果

身体を進化させるトレーニングには以下があります。

筋トレ

身体の見た目がどんどん変わるにはこれがいちばん。

やればやるほど筋肉が増えることは明らかです。

さらにどんどん減っていく若さを保つ成長ホルモン、性ホルモン、DHEAなどのホルモン分泌量が増加することがわかっています。

生産性に大きく影響するので、いちばん効果が出やすいのが筋肉トレーニングとも言えます。

有酸素系トレーニング

ランニングが一般的ですが、エアロビクスでもダンスでもかまいません。とにかくハアハアするくらいの程度で心肺機能がとても苦しいと思えるぐらいの継続的な運動と思ってください。

有酸素トレーニングのメリットは、脳神経の伝達能力を上げ、記憶に関連する海馬の体積を大きくすることがわかっています。

海外だけでなく日本でも多くの実験で、心肺機能の向上が学業の向上に強く関連していることが証明されています。

脳を進化させる有酸素トレーニング

私は有酸素トレーニングがとても苦手でしたが、脳のためならばと忙しくても少しきつめのランニングはルーティン化して生活に組み込んでいます。

思考作業のスタミナがつくこともわかっています。

スタミナさえあれば、生産性を上げることは可能です。

ストレッチ系

身体の老化は筋肉量の低下ではなく、柔軟性の低下から始まります。

身体と思考の柔軟性は関連性があるので、クリエイティブな仕事やコミュニケーションが多い仕事でしたら、柔軟性は向上させることが必須です。

身体が固い人は真面目で一本気な性格であることが多いように思います。

柔軟性を向上させるストレッチは性格に影響をもたらします。

トップダウンの企業の管理職だったり、厳格なリーダーを目指しているなら必要ないかもしれませんが、考え方も柔軟でまわりとうまく調和したい人は取り入れていただきたいトレーニングです。

ヨガ系トレーニング

ヨガはポーズがきついものはストレッチ系トレーニングになります。

パワーヨガと言われるものは筋トレ系となります。

瞑想に近いリラックス系ヨガは脳の状態をコントロールする能力が向上します。

近年、瞑想での意味のマインドフルネスが脳を活性化させ、右脳がもっと使えるようになると注目を浴びていますが、ヨガが発祥です。

マインドフルネスは、瞑想しただけで脳をコントロールするまでにたどり着くのは非常に難しいと言えます。

マインドフルネスの元になっているヨガポーズをおこないながら、呼吸を整えていくだけで脳とアクセスでき、瞑想に入りやすくなります。

私もマインドフルネスだけでは、脳とアクセスする状態に一度も入れませんでしたが、ヨガのポーズをおこないながらですと、そのような状態に入ることができました。

それを繰り返していけばポーズをしなくても脳を活性化させ、切り替えることが可能になるので、本格的にこの能力を身につけるにはきちんとしたヨガ教室に通うことをおすすめします。

トレーニングをルーティン化するコツ

とても忙しくて運動が苦手な人たちのためにトレーニングをルーティン化するコツを紹介します。

トレーナーにサポートしてもらう

トレーニングを続けるうえでもっとも有効なコツはパーソナルトレーナーをつけることです。

トレーナーは正しいフォームや効果のある方法をチョイスしてくれるので、結果が保証されます。

身体にきつめの負荷をかけるためケガや故障のリスクが高まりますが、トレーナーをつけることで予防や軽減が可能です。

トレーニングを継続できる本当の理由は、相手先がいること。

つまり予定をアポのようにすることです。

トレーニングをサボりたくなるときに応援してくれます。

トレーナーをつけると90パーセントくらいはルーティン化することができますが、並行して自分だけでおこなうこととしないといけません。

人気があって誠実なトレーナーは期間を決めて、それがすぎるとサポートする頻度を大きく減らしていきます。

人気者で待機者も多いのでお客さまをどんどん自立させるのです。

反対に人気のないトレーナーは、何から何までしてくれるので自分ひとりではトレーニングができないようになるので気をつけることです。

アプリやウェアラブルを活用する有酸素系トレーニング

自分がどれだけの心拍数で走っているのか、自分の走ったルートやタイムがどれくらいなのかなどを記録することができます。

ひと昔前は心拍数を測るのは値段が数万円もするうえ、心臓にセンサーをきつめのゴムバンドでつけなければなりませんでした。

しかし今では1万円以下のものを腕に巻くだけで、とても正確に心拍数が計測できるようになり、心肺機能が上がるトレーニングゾーンに心拍数が入ると音を出してくれたりするのでテンションが上がります。

こういったツールのおかげでルーティン化に成功している人も多くいます。

見える化や数値化が好きな人にはとても助けになると思います。

大会や仲間を活用する

マラソン大会やベストボディの大会などイベントを定期的に組み込むことでルーティン化を継続できる人もいます。

指導の現場では2、3カ月に1回程度うまく組み込んでいく方法が続いています。

反対に年1回サイクルは練習をしなくなってしまうので、少なくとも年に2回は入れるのがポイントです。

また大会に出るようになると、仲間ができたり、練習会に参加したりして、トレーニングの継続率が上がります。

この世界にどっぷり浸かっている人たちと適度な距離さえ確保できれば、タダでアドバイスや情報をもたらしてくれます。

場所・音楽・動画の力を活用する

活気があふれ、やる気のある人のジムやランニングコースは脳内にあるミラーニューロンが発動して自分もやる気が出ます。

たったひとりより確実に継続性が上がります。

リアルでなくてもトレーニング前に動画を見るだけで、ひとりでも続けることができる人もいます。

有名なのは「Be Remembered-Motivational Video」という3分くらいの動画です。

人生はトレーニングで切りひらけるといったような内容ですが、この動画を毎回見てモチベーションを上げると言う人を何人か知っています。

音楽を聴きながらトレーニングするのもとても有効です。

テンションが上がる音楽を聴いたほうが、効果は高く苦痛も軽減したという実験データもあります。

実際多くの方が、自分のお気に入りの音楽の力に助けられてトレーニングを継続させています。

ウェア・シューズの力を活用する

最後は、ウエアやシューズなどの身につけるものを自分のお気に入りにする方法です。

私はマラソンやヨガがこれだけ多くの人が日常するようになったのは、ウエアがおしゃれになったからだと思っています。

最近流行っているトレーニングジムは、トレーナーもお客さんもウエアがとてもおしゃれです。

私はクライアントが自分だけでトレーニングできるようにサポートをしていますが、自分のテンションを上げることができるトレーニングウエアを購入するようにおすすめしています。

寝巻きと兼用のようなスウェットではきついトレーニングは続きません。

お気に入りのシューズやウエアはとても力を貸してくれるので最初からとは言いませんが、ぜひお気に入りをゲットしてみてください。

ルーティン化を成功させるトレーニングのタイミング

トレーニングをルーティン化するうえで、どんなタイミングでおこなうかはとても重要です。

早朝のトレーニングは人の体温がもっとも低い時間で、運動にいちばん向いていない時間です。

椎間板に水が溜まっていたり、内臓がまだ起きていなかったりすることもあり、ケガや故障のリスクも高まります。

軽めの運動でコンディションを整えることはとてもよいことですが、トレーニングとなるとおすすめできません。

ただし、朝以外にはトレーニングの時間が取れない人もいることも事実です。

そういった場合は起きてから2時間程度すぎてからトレーニングすることをおすすめしています。

ですから必然的にオフィスの近くでトレーニングすることになります。

決まったオフィスで働く人はお昼休みにきつめのランやトレーニングすることもよいでしょう。

これは少し慣れが必要ですが、トレーニング前に軽く食事をして、終わったあとにも軽めの食事を補給する感じです。

短い昼休みに着替えてトレーニングして食事もとることは一見難しそうですが、実はそうでもありません。

やってみると実は多くの人がそうしていることに気づくはずです。

夕方は実は体温がもっとも高く、運動するのにもっとも適した時間ですが実際におこなえる方はそう多くないと思います。

現実的には、仕事が終わった夜のトレーニングということになります。

ランニングであれば、慣れれば疲れていても走れるようになる人が多いです。

ただ筋トレは、夜のジムに行くとどこも人であふれていますので、短時間でしっかり効果を出したい方はパーソナルトレーナーについてもらうか、少人数制かパーソナルなジムに行くことをおすすめします。

休日のトレーニングのコツは土曜日におこなうことです。

土曜日にしっかりトレーニングをおこない、日曜日は軽めに動いたりコンディショニングすればとてもよい状態で月曜日を迎えることができます。

実際に平日ほとんどトレーニングの時間が取れない人たちの多くが、このパターンでしっかり効果を出して続けることができています。

ただし、どのパターンにしても仕事で疲れていたり、ベストではない状態でトレーニングを始めることになりますので、それゆえにトレーニングが習慣化できたときの感動はひとしおです。

またほかの習慣に比べ、身体を根本から変えるわけですから効果も別格です。

私は仕事に余裕がある人や忙しくても多くは自分で時間をコントロールできるポジションの方のために本書を書いたわけではありません。

忙しいうえにまわりとの関係上トレーニングの時間を捻出するのが難しい人のために書いています。

ぜひ少しの時間でもトレーニングの習慣を身につけて、みなさんが本来の生産性に戻るだけでなく、それ以上の生産性の高い身体になることを願ってやみません。

おわりに

新しい時代が来る前に、未来の身体を！

本書にあることを少しでもルーティンに取り入れることができた人は、以前に比べて仕事や日常の活動の生産性が上がっていることに気づくことでしょう。

おそらく見た目はそれほど劇的に変化していないかもしれませんが、以前よりやる気が増し、疲れにくくなっているはずです。

今まで何度もしてきたダイエットや肉体改造と違って、身体にいいことが自然にできるので、日常が変わったことすら忘れているかもしれません。

このように身体を自然に変えられる感覚が非常に大事です。

あなたは今スマホを何の違和感なく使いこなしていると思います。

きっとテクノロジーに関しては、現代人はすぐにうまく適合できるように進化しているのだと思います。

一方、身体や感覚を進化させることは、機械化の影響で退化しています。

進化を自然におこなえるようになることはすばらしいパラダイムだと思います。

２０４５年に人工知能が人間の知能を超える「シンギュラリティ」の時代がやってくると言われています。

今は人間が人工知能やテクノロジーを使いこなしていますが、そのころは共存することは不可能だと私は考えています。

瞑想や脳トレだけでは、それらの進化に対応できるとは到底思えません。

私はシンギュラリティ時代に人類を超える知能と共存していくには身体の機能を最大化させ、脳と身体を自由にアクセスする新しい領域に突入する必要があると考えています。

しかし身体は脳ほど柔軟にできていないと思います。

少しずつ進化させなければ身体は固くなり壊れる一方ですので、シンギュラリティ時代に向けて、今から少しずつ身体を変えていく必要があるのです。

究極の「食事」「睡眠」「運動」を身につけよう

本書では、一般的に身体にいいルーティンやパフォーマンスを上げるエビデンスのあるルーティンを身につけられるように構成されています。

身体を変えるためにもっとも大事な能力でいちばん大切なことは、よい悪いにかかわらず習慣を変える能力です。

身体は日常に何を食べるか、どう寝るか、どう動くかでコントロールされています。ですから、日常のルーティンを変えることができなければ、知識があっても何も変わらないのです。

究極の身体の基礎づくりです。

この基礎が身につき、次に最適なルーティンへ進化させることが可能です。

実際の血糖値の上がり方は人によってまちまちです。

Aさんはパンで血糖値が上がりやすくても、Bさんはごはんで上がりやすいなどはよくある話です。

1日1回の食事がベストな人、1日8回がベストの人もいるわけです。

ルーティンを変える能力と、自分の最適を感じ取る能力が必要です。

自分が変われば、まわりが変わり、世のなかが変わる

私は、クライアントが一時的ではなく、本質的に変わるサポートをしてきました。

どんどん変わり続けるような方法を毎回伝えています。

私は自分を実験台にとしてさまざまなことにトライをして身体を変え続けています。

身体を変え続けることは、実はそれほど難しいことではありません。

究極の学びはアウトプットで、サポートすることだと言われているのは真実だと実感する毎日です。

これからさらに身体を進化させたいのなら、まわりの方をサポートすることをおすすめします。

今まで学んで実践してきたことを相手にわかりやすく説明したり、自分のやっていることを言語化して伝えると、もっと、深いレベルで自分のルーティンを客観視できます。

また、まわりの人の身体が変わって感謝されると、自分はもっと変わろうというエネルギーになります。

そういった循環が起こると、みなさんの身体はどんどん進化していきます。

そしてみなさんと関わった人はみなさんがどんどん変わっていく姿を見て、近くの人の身体を変えるサポートを始めます。

このように輪が広がれば、寿命１００年時代や超高齢化社会、シンギュラリティもワクワクして迎えられると思っています。

まず、みなさんが楽しく、身体を変えて周囲に、いい影響を与えてください。

みなさんの身体が変わり続けることで、世界が変わっていくのです。

『鍛えていないと稼げません』カウンセリングシート

合計が5点以上ならしっかり改善することをおすすめします。

食事のルーティン改善おすすめ度

【食事による仕事への影響】（空腹によるイライラや満腹による眠気など）

1点・ほとんど問題ない　2点・週に数回支障がある　3点・毎日支障がある

【肌ツヤの状態】

1点・よい状態だと思う　2点・少し落ちている状態　3点・よくない状態

【お腹の出ぐあい】

1点・出てない　2点・少し出ている　3点・かなり出ている

睡眠のルーティン改善おすすめ度

【朝起きてすっきりするまでの時間】

1点・10分以内　2点・1時間以内　3点・1時間以上

【平日日中の眠気】
1点・ほとんどない　2点・食後や退屈な作業では眠くなる　3点・打ち合わせでも眠くなる
【休日と平日の睡眠時間の差】
1点・1時間以内　2点・3時間以内　3点・3時間以上

コンディショニングルーティン改善おすすめ度

【肩こり。腰痛】
1点・ほとんどない　2点・時々痛い　3点・慢性的に痛い
【朝の疲れ】
1点・ほとんど残っていない　2点・少し残っている　3点・かなり残っていてしんどい
【休日の疲れ】
1点・平日と変わらず活動できる　2点・疲れが出て少ししんどい　3点・疲れてとにか

く休みたい

トレーニングルーティンおすすめ度

【柔軟性（前屈）】

1点・床に指がつく　2点・床から指の先まで10㎝以内　3点・床から指先まで10㎝以上

【体力の衰えの実感】

1点・ほとんど感じない　2点・たまに感じる　3点・強く感じる

【見た目の満足度】

1点・満足している　2点・2、3キロ程度変わりたい　3点・5キロ以上変わりたい

角谷リョウ（スミヤ　リョウ）

パフォーマンスアップトレーナー
ハイパフォーマンス習慣を日本で一番サポートして、日本のハイパフォーマンス寿命を世界一にするEXE UP株式会社代表取締役。

愛知県で都市工学を専攻し、都市開発で当時最先端であった神戸市役所に入庁。市役所勤め時代に身体づくりに目覚め、当時めずらしかったパーソナルトレーナーをつけ、自分に合った理論的なトレーニングの有効性を実感、あらゆる有名トレーナーのメソッドを研究する。2005年に神戸市役所を退職し、神戸にトレーニングスタジオを立ち上げ、1000人以上の身体づくりをサポート。

当初は短期間ダイエットをメインにおこなっていたが、リバウンドする事実を受け止め「習慣化ダイエット」に切り替える。その後、習慣化で生産性を上げる身体づくり「カラダカエルプログラム」に応用し開発。

2014年から個人だけでなく、チームや企業へのプログラムを開発しグループによる相乗効果を探求し続けている。

著書に『エグゼクティブを見せられる体にするトレーナーは密室で何を教えているのか』（ダイヤモンド社刊）がある。

EXE UP ホームページ　www.exx.jp

鍛えていないと稼げません
身体づくりで生産性をあげよう

2018年2月3日第1版第1刷発行

著　者　角谷リョウ
発行者　玉越直人
発行所　WAVE出版
〒102-0074　東京都千代田区九段南3-9-12
TEL 03-3261-3713
FAX 03-3261-3823
振替 00100-7-366376
E-mail: info@wave-publishers.co.jp
http://www.wave-publishers.co.jp

印刷・製本　シナノパブリッシングプレス

NDC916 191p 19cm
ISBN978-4-86621-124-4